Teresa
Lajo

María del Campo
Medina

¿Qué **SIBO** tengo?

Claves para identificar y frenar la inflamación intestinal

Prólogo por Mar Alonso

edaf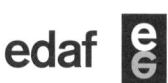

www.edaf.net

MADRID - MÉXICO - BUENOS AIRES - SANTIAGO

2024

A mi familia, especialmente a mi padre, por seguir siendo mi inspiración y ejemplo desde donde esté.

Teresa Lajo

Este libro se lo dedico a mis personas «vitamina», que han estado ahí hasta en los «peores capítulos» apoyándome, inspirándome y siendo mi mayor medicina.

María del Campo Medina

Nota del editor: las autoras no asumen responsabilidad alguna derivada directa o indirectamente del uso de este libro. Las declaraciones de las autoras respecto a productos, procesos o métodos de tratamiento representan únicamente las ideas y opiniones de las autoras y no constituyen una recomendación ni aprobación de ningún producto o tratamiento por parte del editor.

© 2024. Del texto, Teresa Lajo y María del Campo Medina
© 2024. Del prólogo, Mar Alonso Moreno
© 2024. De esta edición, Editorial Edaf S.L.U., Jorge Juan, 68, 1.º, 28009 Madrid

Diseño de portada: Marta Elza
Ilustraciones de interior: Marta Elza y cesiones de autoras
Maquetación y diseño de interior: Diseño y Control Gráfico, S.L.

Todos los derechos reservados

Editorial Edaf, S.L.U.
Jorge Juan, 68,
28009 Madrid, España
Teléf.: (34) 91 435 82 60
www.edaf.net / edaf@edaf.net

Ediciones Algaba, S.A. de C.V.
Calle 21, Poniente 3323 - Entre la 33 sur y la 35 sur
Colonia Belisario Domínguez
Puebla 72180, México
Telf.: 52 22 22 11 13 87
jaime.breton@edaf.com.mx

Edaf del Plata, S.A.
Chile, 2222
Buenos Aires - Argentina
E-mail: edafdelplata@gmail.com / fernando.barredo@edaf.com.mx
Telf: +54 11 4308-5222 / +54 9 11 6784-9516

Edaf Chile, S.A.
Huérfanos 1178 Oficina 501
Santiago - Chile
E-mail: comercialedafchile@edafchile.cl
Telf: +56 9 4468 05 39 / +56 9 4468 0597

Octubre de 2024

ISBN: 978-84-414-4330-3
Depósito legal: M-18154-2024

PRINTED IN SPAIN   IMPRESO EN ESPAÑA
COFÁS

Papel 100 % procedente de bosques gestionados de acuerdo con criterios de sostenibilidad.

ÍNDICE

PRÓLOGO

POR MAR ALONSO

El intestino es la mayor superficie de contacto entre el interior y el exterior del organismo, está en continua relación con toxinas, microorganismos, alimentos en proceso de digestión, etc. Alberga la mayor población de microorganismos del cuerpo humano, un complejo ecosistema compuesto por cientos de especies de microorganismos como resultado de millones de años de coevolución. La gran biodiversidad de especies dentro del ecosistema intestinal facilita la vida y el desarrollo del conjunto (microbiota y ser humano), un ecosistema formado por especies con efectos beneficiosos para la salud, pero también incluye microorganismos que pueden comportarse como patógenos, si sobrecrecen.

El aparato digestivo presenta multitud de conductos y cavidades, con diferentes condiciones fisiológicas (pH, nivel de oxígeno, agentes antimicrobianos…) y con una microbiota característica en cada localización, ya que el ambiente condiciona los microorganismos que se establecerán de manera estable. La concentración aumenta gradualmente según se avanza por el tubo digestivo. El estómago y el duodeno albergan cantidades muy bajas de microorganismos, principalmente lactobacilos y estreptococos. El ácido clorhídrico, la bilis y las secreciones pancreáticas suprimen la mayoría de los microbios ingeridos. En el yeyuno se va incrementando la concentración bacteriana, que está formada principalmente por lactobacilos. En el íleon la concentración y la diversidad de los microorganismos residentes aumenta rápidamente para alcanzar, en el íleon terminal, densidades bacterianas similares a las que se encuentran en el intestino grueso. En el intestino grueso la densidad microbiana es enorme y está dominada por bacterias, aunque también hay arqueas, hongos, virus y protozoos. Es un ecosistema extraordinariamente diverso, maduro y estable.

En las últimas décadas se ha profundizado mucho en la investigación de la microbiota intestinal en general, y de las disbiosis del intestino delgado en particular. En 1999 el doctor Mark Pimentel publicó un artículo que mostraba que el SII no era un trastorno psicológico, sino el resultado de un desequilibrio de la comunidad microbiana del intestino delgado: SIBO (*Small Intestine Bacterial Overgrowth*). En julio de 2020 Pimentel y su equipo en Cedars-Sinai publicaron un artículo que mostraba por primera vez la composición del microbioma en el duodeno, el yeyuno, el íleon y el colon.

Las disbiosis del intestino delgado representan una ventana de oportunidad para la resolución de diferentes problemas de salud. El intestino delgado es un hábitat que no está preparado para el aumento de densidad microbiana característico de los SIBO. Cada vez más personas nos consultan por gases, distensión abdominal (la característica tripa de embarazada), estreñimiento y/o diarrea, digestiones pesadas y aquello de «todo me sienta mal», «ya no sé qué comer». Pero, más allá de la sintomatología intestinal, el SIBO es un desequilibrio del ecosistema intestinal relacionado con multitud de patologías. A lo largo de este libro comprenderás la relación del SIBO con multitud de patologías, como, por ejemplo (entre muchísimas más y no todas con el mismo calado sobre el estado de salud física y mental general), alteraciones tiroideas, la obesidad que no responde a ninguna dieta o tratamiento, la dermatitis o urticaria sin alérgeno conocido, depresión…

Lo primero que vas a aprender es a definir los *conceptos* que habitualmente se utilizan mal. En segundo lugar, lograrás interpretar correctamente *las pruebas diagnósticas* y a correlacionar los resultados con los datos clínicos. Por último, teniendo en cuenta los factores causales, te permitirá adquirir los recursos necesarios para poder elaborar una *estrategia* adecuada.

En síntesis, definir o redefinir conceptos, afinar el diagnóstico y conocer las herramientas necesarias para elaborar la intervención más eficiente.

Las autoras tienen años de gran experiencia en este campo, centenares de testimonios que dan prueba de ello… Y es un regalo y una oportunidad que nos transmitan de esta manera tan clara su conocimiento basado en su amplio y extenso bagaje profesional.

Mar Alonso,
primavera de 2024

INTRODUCCIÓN

Según Hipócrates, y ya ha llovido, *toda enfermedad comienza en el intestino*. ¿Por qué, entonces, resulta tan complicado que nuestro médico de familia o especialista habitual le dé importancia a estos síntomas que ya nosotros mismos hemos tomado por «normales», como son la flatulencia (los incómodos gases), la distensión abdominal (la tripa que te sale de debajo del pecho, sobre todo por la noche), el estreñimiento/diarrea o la pesadez después de comer?

¿Por qué no se relaciona un hipotiroidismo que de repente se descontrola, una obesidad que no responde a ningún tratamiento, una dermatitis o urticaria sin alérgeno conocido o una desesperante caída de cabello, también un problema de depresión, con una alteración de la flora intestinal?

¿Es la intolerancia a la fructosa una condena de por vida o podré volver a comer fruta y verdura?

Ahora está de moda el término «SIBO». ¿De dónde viene? ¿Lo he tenido siempre? ¿Es correcto este término? ¿Cuánto tiempo y qué debo comer para sentirme de nuevo como era antes?

Siete años después del libro *¿Y ahora qué como, Doctora?*, aparece, en plena ola de casos de problemas con la salud intestinal, *¿Qué SIBO tengo?*, con el propósito de aclarar conceptos respecto a esta situación de la que ahora, afortunadamente, mucha gente habla, y poder así proveer a tus médicos más datos sobre qué es lo que está pasando y cómo ponerle (por fin) remedio.

¿Qué es el SIBO?

El SIBO o sobrecrecimiento bacteriano es una acumulación de bacterias en el intestino delgado *(Small Intestine Bacterial Overgrowth)*. Son bacterias que normalmente viven o se alojan en mayor proporción en el intestino grueso (o colon), pero que han proliferado de forma excesiva en un lugar que no está preparado para albergar bacterias.

Estas interfieren con la digestión normal y están asociadas con daño al epitelio intestinal, ocasionando los siguientes perjuicios para la salud del individuo:

- Reducen la disponibilidad de nutrientes; lo cual a medio plazo puede provocar carencias, especialmente de hierro y B_{12} causando anemia, ferritina baja crónica, etc.

- Consumen alimentos que no pueden ser absorbidos por el daño al epitelio, lo cual perpetúa la proliferación, generando un círculo vicioso del daño.

Como resultado de esta digestión de nutrientes producen gas dentro del intestino delgado. El gas causa distensión y dolor abdominal, estreñimiento, diarrea o ambos (síntomas del Síndrome de Intestino Irritable). El exceso de gas también puede causar eructos y flatulencias.

Disminuyen la absorción normal de grasa al desconjugar la bilis, lo cual puede llevar a carencias en vitaminas liposolubles (A, D, E, K) y heces grasas. Estas carencias pueden producir: cansancio, ojeras y osteoporosis, entre otros.

A través del epitelio dañado, partículas de comida incompletamente digeridas ingresan al organismo, a lo cual el sistema inmunitario puede reaccionar. Esto pueden causar alergias y sensibilidades alimentarias.

Las bacterias mismas también pueden ingresar al organismo a través del torrente sanguíneo. La reacción del sistema inmunitario a las bacterias y sus membranas celulares (endotoxina) puede causar fatiga crónica, dolor corporal y sobrecarga hepática.

Las toxinas producidas o excretadas por las bacterias pueden, en grandes cantidades, conducir a síntomas neurológicos y cognitivos, la llamada «niebla mental».

1

TODO LO QUE NECESITAS SABER SOBRE EL «SIBO»

«LA SALUD EMPIEZA EN EL INTESTINO»

Lucía es una joven de 35 años, profesora de secundaria en un instituto, a la que le gustan mucho los animales y también viajar. Desde hace cuatro años su calidad de vida empezó a empeorar, no sabe por qué, pero comenzó con un poco de hinchazón que cada año le va a más. Presenta épocas en las que tiene estreñimiento y otras diarrea, ha cogido unos kilos que le está costando perder y cuando llega el momento de las comidas se siente como un globo: le aparece «tripa de embarazada».

Antes de que le venga la menstruación, sus síntomas aumentan, siente dolor de cabeza y mayor inflamación. Toda esta situación le está generando mucho estrés y ansiedad, ya que la limita a la hora de ponerse ropa, salir a comer con sus amigos y se siente triste. Ante esta situación, Lucía decide ir al médico, que le hace pruebas (análisis de sangre), colonoscopia, gastroscopia, test de *Helicobacter,* test de intolerancias, etcétera, hasta llegar por fin a un diagnóstico: «Tienes Síndrome de intestino irritable».

Lucía se siente feliz de saber por fin qué le pasa; sin embargo, busca en internet y tiene más dudas que certezas en relación con este síndrome, dando por sentado que su problema es crónico y que debe aceptarlo, viviendo a base de suplementos y fármacos que le alivien los síntomas. Lucía se acostumbra a vivir con una baja calidad de vida, a tapar cada síntoma con pastillas, evitar salir con sus amigos a comer a un restaurante, con miedo a comer y con episodios de ansiedad y depresión.

Un día, tratando de buscar un nuevo remedio o solución por *Google*, le apareció el término SIBO. En ese momento se preguntó: «¿Qué es el SIBO?»

Lucía se puso a investigar sobre ello. Por primera vez vio «la luz al final del túnel» y comprobó cómo el término había llegado a ser tendencia en TikTok y que, además, se habían disparado las ventas del test SIBO en los diversos laboratorios, aumentando el número de diagnósticos, etiquetas, tratamientos diferentes y debates sobre si existe el SIBO, es una moda puntual o si realmente ha estado siempre con nosotros.

Una mañana se levantó y puso las noticias, donde aparecían varios profesionales que tenían diferentes posturas al respecto: los profesionales sanitarios que niegan su existencia y los que salen en su defensa. ¿A quién creer?

Lucía es una persona intelectualmente muy inquieta que se cuestiona todo, por lo que decidió visitar a especialistas integrativas: la doctora Teresa Lajo y la nutricionista psiconeuroinmunóloga María del Campo, las cuales hablaban mucho sobre el SIBO y les transmitió la duda que no dejaba de rondar por su cabeza:

«¿El SIBO existe, doctoras?»

Ambas asintieron con la cabeza y le explicaron brevemente su historia:

«El SIBO existe, ha estado siempre con nosotros desde tiempos remotos, no obstante, se empezó a estudiar en el año 1948 cuando acudían a la consulta médica pacientes que presentaban hinchazón y alteraciones en el tránsito intestinal como un estreñimiento y diarrea que se alargaba en el tiempo.

En esa época, este hecho era considerado un "desorden anatómico" cuyo tratamiento era a través de los antibióticos. No obstante, la ciencia avanza y el número de investigaciones en relación con el SIBO y microbiota aumentan; cada vez sabemos más sobre los microorganismos que habitan con nosotros y el problema que existe cuando hay un desequilibrio de los mismos.

La investigación ha permitido llegar a la conclusión de que detrás de ese "desorden anatómico", hay una disbiosis o desequilibrio en el intestino delgado o lo que conocemos como SIBO.

Todavía queda mucho que investigar y por descubrir de la gran "flora" o microbiota que habita en nosotros, pero lo que no se puede negar es que existe el SIBO».

A Lucía le habían dicho que tenía Síndrome de intestino irritable, por lo que no tardó en preguntar:

«¿Es lo mismo el SIBO que el intestino irritable?»

Las doctoras contestaron:

«El intestino irritable está muy relacionado con el SIBO POST INFECCIÓN, que es un SIBO producido a raíz de una infección por bacterias como la *Salmonella, Campylobacter, C. difficile, E. Coli* o *Shigella*. ¿Te fuiste de viaje y por unos días tuviste la famosa "diarrea del viajero" o has tenido alguna vez una intoxicación? Pues es posible que tu SIBO sea causado por la infección y puedas tener el famoso Síndrome del intestino irritable, caracterizado por la tendencia de sobrecrecimiento, la afectación del sistema nervioso, una pérdida de inmunorregulación y presencia de anticuerpos antivinculina. En este caso, el abordaje sería más complejo, ya que no solo habría que tratar el SIBO, sino estimular el sistema nervioso, aportar nutrientes claves para el funcionamiento del sistema inmunológico y ayudar a nuestros sistemas de limpieza a través de suplementos limpiadores, teniendo en cuenta que en este caso hay que hacer un tratamiento crónico.

La buena noticia es que solo el 10% de las intoxicaciones terminan sufriendo el intestino irritable, por lo que tener una INTOXICACIÓN aumenta el riesgo, pero no determina que lo padezcas y que hay múltiples causas asociadas a SIBO más allá del SIBO-POST INFECCIÓN, por lo que SIBO E INTESTINO IRRITABLE NO son LO MISMO. Sin embargo, actualmente es muy común que tras tener distensión junto con estreñimiento o diarrea te digan que tienes "intestino irritable" siendo hoy en día "un cajón de sastre", ya que en diversos estudios se ha demostrado que HASTA UN 70% DE TODOS LOS CASOS DE INTESTINO IRRITABLE en realidad son casos de SIBO, es decir, potencialmente tratables (lo cual no quiere decir que sea ni rápido ni fácil, al menos en nuestra experiencia).

Por lo que consideramos el conocimiento de SIBO imprescindible para solventar y poner un tratamiento a aquellas personas que han experimentado síntomas intestinales como distensión abdominal, dolor abdominal, estreñimiento, diarrea o ambos, y han tenido que normalizar vivir con molestias intestinales, así como encontrarse con respuestas de los profesionales de la salud como "es lo que hay", "acostúmbrate a vivir con ello", "es por el estrés", etc., ante la desesperación e impotencia del paciente, que busca todo tipo de alternativas, algunas de la cuales, en ocasiones, pueden empeorar los síntomas.

Este hecho afecta a millones de personas de todas las edades, sexo y condición. La carga económica y social puede ser enorme si tenemos en cuenta que las personas que lo sufren muy a menudo pierden días de trabajo o formación. La calidad de vida de los pacientes con intestino irritable se ve afectada de manera importante ya que en muchas ocasiones no pueden viajar en transporte público e incluso evitan la vida social por miedo y/o vergüenza de tener que dar explicaciones por las incursiones al W.C. o sobre el dolor abdominal.

Como poco, existen tratamientos que permiten a la persona llevar una vida más o menos normal. Este hecho arroja algo de "luz al final del túnel" (no sin esfuerzo personal y profesional, insisto) para toda esta población que antes no la tenía».

Lucía asintió, entendió que el SIBO no es una moda, que realmente siempre ha habido SIBO, pero que, al avanzar la ciencia, se ha investigado más y ha hecho que seamos más conscientes y que, además, el famoso intestino irritable en la mayoría de los casos es un SIBO y tiene solución.

No obstante, había muchas cosas y términos que no entendía: ¿Qué es realmente el SIBO? ¿Qué es una disbiosis? ¿Tendré SIBO, intestino irritable o ambas...? Tenía muchas dudas y aprovechó que estaba con profesionales expertas para aclararlo todo en su cabeza y saber todo lo que necesitaba saber para empezar a vivir con una mejor calidad de vida.

En primer lugar, «¿qué es el SIBO, doctora?» Redefiniendo el concepto

El término «SIBO» estrictamente dicho es un término que haría referencia al sobrecrecimiento de bacterias en el intestino delgado *(también conocido en inglés como:* **S***mall* **I***ntestinal* **B***acterial* **O***vergrowth)*, en el que las bacterias del intestino grueso han migrado al intestino delgado (zona en la que se produce principalmente la absorción de nutrientes) dando lugar a mala absorciones de nutrientes, distensión abdominal y gases.

Existen dos tipos de SIBO:

1. SIBO de hidrógeno
2. SIBO de sulfuro de hidrógeno

Sin embargo, este término a veces se utiliza mal y se emplea para referirse a otros sobrecrecimientos, como el de arqueas (el conocido IMO) o el de hongos (llamado SIFO). «No toda hinchazón es SIBO y ni la prueba de "SIBO" debería llamarse así».

Lucía reflexiona y pregunta: «¿entonces el SIBO existe, pero se está empleando mal el término?» La médico y la nutricionista asintieron y afirmaron que, efectivamente, parece que todos los síntomas de hinchazón y malestar intestinal son por SIBO, cuando en verdad hay que tener una visión más amplia y determinar qué tipo de microorganismo está en exceso.

De hecho, cuando te haces la prueba de SIBO, además de analizar el exceso de bacterias, analizamos el exceso de arqueas, que son unos micoorganismos diferentes a las bacterias, por lo que el nombre de la prueba puede generar cierta confusión.

Lo correcto sería hablar de disbiosis en la microbiota procedente del intestino delgado, ya que cada tipo de sobrecrecimiento en el fondo es una alteración de los microorganismos de la microbiota del intestino delgado.

Lucía estaba desconcertada: «¿Disbiosis? ¿Microbiota? Lo he escuchado mucho en redes sociales, pero todavía no sé qué es ni cómo se asocia con el SIBO. ¡Cuántos conceptos!».

Las doctoras respondieron: «No te preocupes, te lo vamos a explicar de una manera muy sencilla, solo tienes que poner tus cinco sentidos y usar la imaginación»:

La microbiota intestinal hace referencia al conjunto de microorganismos vivos que residen en el intestino. Se estima que hay más de 40 trillones de células bacterianas alojadas en el colon de diversas cepas. También se alojan protistas, arqueas, parásitos, hongos, virus, etc. ¡Tenemos toda una «fauna» en nuestro cuerpo! En consulta, para que este concepto se entienda mejor, solemos decir que nuestra microbiota intestinal en equilibrio sería como un bosque lleno de vegetación, animales y frutos.

Este bosque puede estar lleno de hermosas plantas, agua limpia que fluye desde las montañas, cascadas, animales conviviendo en armonía y con un agradable olor a humedad y fragancia floral. En definitiva, un lugar lleno de vida y armonía. Sin embargo, con el paso del tiempo, si no lo cuidamos (cuidando a los animales/microorganismos que viven en él con alimentos de calidad, nutriendo el terreno, fomentando la armonía entre las diferentes especies, etcétera), este bosque lleno de vegetación empieza a secarse, las flores y las plantas dejan de crecer, los animales que estaban en armonía empiezan a morir, el agua ya no fluye igual, se estanca y empiezan a aumentar microorganismos alterantes u oportunistas; todo está plagado de hongos, parásitos, animales depredadores y se genera un ambiente inestable y caótico, lo que da lugar a una *disbiosis o un desequilibrio*.

En términos más técnicos y siguiendo la comparativa con el bosque, la disbiosis es:

- *Disminución de la diversidad microbiana y microorganismos beneficiosos:* los microorganismos «buenos» del intestino se reducen = Reducción de la vegetación del bosque, reducción de las flores, árboles y animales, lo que hace que el bosque no sea tan abundante y bonito.

- *Aumento de los microorganismos patógenos o «alterantes»:* crecen alterantes que perturban el equilibrio del bosque o ambiente = Aumentan depredadores, los parásitos, hay un exceso de moho y tóxicos que hacen que las plantas no crezcan, el agua está estancada y tampoco puede limpiar el bosque y todo ello favorece que las especies de animales y plantas se reduzcan.

> En resumen, la microbiota hace referencia al entorno (convivencia entre microorganismos o, en el caso del bosque, sería la convivencia entre especies) y la disbiosis al desequilibrio de ese entorno.

En el SIBO esta alteración de la microbiota es producida en el intestino delgado (región en la que se absorben los nutrientes de la dieta), debido a una invasión de microorganismos en exceso que perturban el entorno generando diversas alteraciones o consecuencias, entre las que cabe citar:

- *Una menor absorción de nutrientes,* lo que puede generar carencias nutricionales, las cuales se van a manifestar con síntomas (fatiga, cansancio, alteración del ánimo, caída de pelo, etc.).

- *Los microorganismos se van a alimentar de los alimentos que llegan al intestino delgado,* liberando gases, que son los causantes de los síntomas digestivos como el dolor e hinchazón abdominal, las alteraciones en el tránsito (estreñimiento-diarrea), eructos, acidez, náuseas y flatulencia, lo cual puede dar lugar a presentar una «tripa de embarazada».

- *Se reduce la absorción de grasas,* que reduce a su vez la absorción de vitaminas liposolubles (A, D, E, K), lo que produce heces grasas; también puede generar deficiencias de vitaminas del complejo B

(B_{12}, ácido fólico), alterar parámetros hepáticos, aumentar el riesgo de intolerancias, reducir metabolismo del hierro, alterar el sistema inmunológico y todo ello manifestarse en ojeras, cansancio, astenia, pérdida de peso, anemia, osteoporosis y caída de pelo.

- *Se puede aumentar la permeabilidad intestinal,* es decir, tener la membrana del intestino con más poros, que permite que entren a la sangre sustancias y tóxicos que no deberían entrar, lo que favorece la inflamación generalizada. Esto da lugar a síntomas como fatiga crónica, dolores corporales, síntomas neurológicos (niebla mental, pérdida de la concentración, ansiedad, depresión), problemas de piel (acné, dermatitis, picores), dolores de cabeza, dificultad para dormir y un mayor riesgo de enfermedades autoinmunes.

Lucía intervino bromeando: «¡Ah! Entendido, por lo que has explicado y mis síntomas, debo de tener un desierto lleno de alterantes, agua estancada (ya que tengo estreñimiento y mi cuerpo no depura bien) y una gran DISBIOSIS intestinal».

¿Qué tipos de disbiosis existen en el intestino delgado?

El tipo de disbiosis en el intestino delgado va a depender del microorganismo alterante. Habría tres grupos de disbiosis:

1. En primer lugar, tenemos el propio SIBO (Sobrecrecimiento de bacterias en el intestino delgado) y hay dos tipos de SIBO, como ya hemos comentado.

   - SIBO-H: Sobrecrecimiento de bacterias reductoras de hidrógeno.

   - SIBO H2S: Sobrecrecimiento de bacterias reductoras de grupos sulfato.

2. El IMO (Sobrecrecimiento de *arqueas* en el intestino delgado).

3. Y el tercer grupo y el que cuesta más identificar es el SIFO (Sobrecrecimiento de *hongos* en el intestino delgado).

Cada tipo de microorganismos que está invadiendo en exceso el intestino delgado genera diferentes gases, lo que va a dar lugar a diferentes síntomas y tratamientos.

A continuación, vamos a profundizar en cada uno de ellos:

1. SIBO. SOBRECRECIMIENTO DE BACTERIAS EN EL INTESTINO DELGADO

SIBO DE HIDRÓGENO

El SIBO o sobrecrecimiento bacteriano se define como el exceso de carga bacteriana en el intestino delgado. Las bacterias asociadas suelen ser bacterias GRAM anaerobias y aerobias propias del intestino grueso (*E. coli, Klebsiella spp, Enterobacter spp, seudomona aureginosa, proteus*), que están en una proporción incorrecta en el intestino delgado y se caracterizan por producir gas hidrógeno (H_2) tras fermentar hidratos de carbono.

El exceso de hidrógeno suele generar síntomas como:

- Hinchazón y distensión abdominal.
- Náuseas.
- Diarrea y esteatorrea.
- Intolerancias a carbohidratos fermentables (lactosa, fructosa, sorbitol y xilosa).
- Intolerancia al gluten e histamina.
- Déficit de hierro y/o B_{12}.
- Pérdida de peso.
- Niebla mental tras comer.

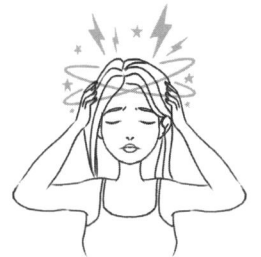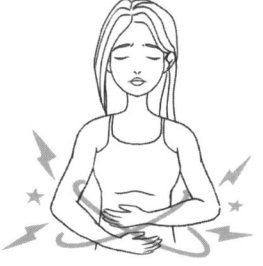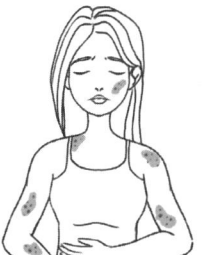

Síntomas de SIBO de hidrógeno.

La valoración de este tipo de test es a través de aspirado yeyunal o por el test de hidrógeno y metano espirado.

SIBO DE H2S (SULFURO DE HIDRÓGENO)

El SIBO H2S o sobrecrecimiento de bacterias sulfurreductoras en el intestino delgado es un aumento excesivo de bacterias reductoras de sulfato *(Desulfobacterias, Desulfovibrio, Desulfuromonas, Salmonella, Campilobacter, Arqueas no metanogénicas)*, las cuales emplean cinco moléculas de hidrógeno para fabricar una molécula de sulfuro de hidrógeno (gas muy maloliente). Por lo tanto, si tienes este tipo de SIBO, es muy probable que tengas gases que huelen a huevo podrido, además de:

- Dolor abdominal.

- Borborigmos (ruidos intestinales).

- Diarrea o estreñimiento severo.

- Reflujo.

- Debilidad y cansancio extremo.

- Cistitis, dolor de vejiga y molestias al orinar.

- Urticaria.

La valoración de este tipo de test es a través de aspirado yeyunal o por el test de hidrógeno o metano espirado.

2. IMO. SOBRECRECIMIENTO DE ARQUEAS METANÓGENAS EN EL INTESTINO DELGADO

El IMO o sobrecrecimiento de arqueas metanógenas en el intestino delgado —conocido en inglés como *Intestinal Methanogen Overgrowth*— se produce cuando hay un exceso de *arqueas* en el intestino delgado *(Methanobrevibacter smithii y Methanosphaera stadmaniae)*.

Las *arqueas* son microorganismos unicelulares que viven en condiciones estrictas de anaerobiosis y son similares a las bacterias, pero con una biología diferente; representan el 1,2% en nuestro cuerpo y se encuentran alojadas en mayor proporción en el colon y el apéndice, aunque también están presentes en menor proporción en la boca e intestino delgado.

El conjunto de arqueas en nuestro intestino se denomina *arqueoma intestinal*. La arquea más abundante en nuestro cuerpo es la *Methanobrevibacter smithii*.

A diferencia de las bacterias, su pared celular es sintetizada de manera similar al colesterol, de ahí que las estatinas y la levadura de arroz rojo se estén investigando como tratamiento potencial en IMO y que muchos de los pacientes que tienen altas las arqueas tengan altos valores de colesterol.

Es el único microorganismo que produce metano a través de cuatro moléculas de hidrógeno y CO_2. Y este exceso de metano se relaciona con el entumecimiento del tránsito que genera estreñimiento y otros síntomas como:

- Hinchazón tras dos horas de comer.
- Aumento de peso.
- Ventosidades.
- Saciedad precoz.
- Náuseas.
- «Niebla mental» postprandial.
- Tendencia a la gingivitis (inflamación y sangrado de encías).

Además, se asocia con algunas enfermedades como la periodontitis, diverticulitis, anorexia nerviosa, esclerosis múltiple y obesidad. Tenerlo en cuenta, puede ayudar a tratar las enfermedades o alteraciones internas con un tratamiento integrativo basado en regular las arqueas. Podemos saber si tenemos un exceso de arqueas a través de la realización del test de hidrógeno y metano aspirado.

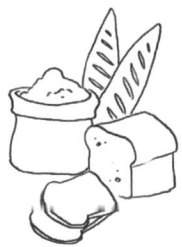
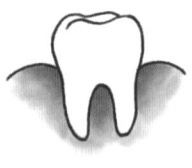

3. SIFO. SOBRECRECIMIENTO FÚNGICO

El *SIFO —Small Intestine Fungal Overgrowth— es un crecimiento excesivo de hongos en el intestino delgado.* Los hongos presentes en el intestino grueso suben al intestino delgado generando alteraciones intestinales y liberando compuesto tóxicos (como el etanol), lo cual es el causante del estreñimiento y de los síntomas a nivel sistémico o generalizado, en este caso siendo más de tipo histaminoalérgico (es decir, que el cuerpo libere histamina como respuesta inmunológica frente al exceso de hongos).

> Actualmente se está observando mucha relación entre la presencia de SIFO y sobrecrecimiento de arqueas.

Recordad que cada *Candida* debe evaluarse de forma independiente, ya que los síntomas que puede producir el exceso de hongos son:

- *Alteraciones intestinales:* gases, distensión, cambios en las deposiciones (estreñimiento).

- *Síntomas histaminoalérgicos:* picor corporal, anal, ocular, nasal, alergias.

- *Neuroinflamación:* cansancio, niebla mental, dolor de cabeza, sensación de irrealidad, mayor ansiedad y depresión.

- *Retención de líquidos.*

- *Ansiedad* por los hidratos de carbono.

- *Alteración hormonal:* aumento del síndrome premenstrual, pérdida de libido, aumento secreción vaginal.
- *Lengua blanca.*

> La identificación de SIFO a nivel intestinal se realiza a través de un estudio de heces.

Después de explicar los diferentes tipos de sobrecrecimiento de microorganismos, Lucía se quedó asombrada de lo complejo que es el tema y a la vez con esperanzas de saber por fin qué es lo que le estaba ocurriendo y que le pudieran poner un tratamiento, por lo que no tardó en preguntar: «Entonces, ¿qué tipo de SIBO tengo?»

PUNTOS CLAVE . . . .

- El SIBO existe desde tiempos remotos, el aumento de su visibilidad en redes sociales y el número de artículos científicos asociados han aumentado su interés en la actualidad.

- El «Síndrome de intestino irritable» existe, es una de las muchas causas de SIBO, pero a menudo es usado como «cajón de sastre» llevando a diagnósticos erróneos y cronificando una alteración intestinal potencialmente tratable.

- En torno a un 70% de todos los casos de «síndrome irritable» en realidad son SIBO que pueden tratarse y mejorar la calidad de vida.

- El SIBO debe abordarse desde la CAUSA y de una forma integrativa.

- El SIBO hace referencia al sobrecrecimiento de bacterias en el intestino delgado y hace referencia también a un tipo de disbiosis de la microbiota presente en el intestino delgado.

- Existen cuatro tipos de disbiosis en el intestino delgado, que se diferencian por el tipo de microorganismo que está en sobrecrecimiento y el gas que produce tras fermentar los carbohidratos, lo cual se asocia a diferentes síntomas.

Tipos de disbiosis intestinal y síntomas			
TIPO DISBIOSIS	**ALTERANTE EN EXCESO**	**GAS GENERADO**	**SÍNTOMAS CARACTERÍSTICOS**
SIBO Hidrógeno	*E. Coli, Klebsiella, Proteus y Aeromonas*	H_2	Hinchazón abdominal, pérdida de peso y diarrea.
SIBO Sulfuro de Hidrógeno	Bacterias sulfureductoras	H_2S	Gases que huelen a huevo podrido, heces pastosas, dolor abdominal, parestesia.
IMO	*Methanobrevibacter smithii*	CH_4	Hinchazón abdominal, aumento de peso, estreñimiento.
SIFO	Hongos *(Candida albicans)*	Etanol	Hinchazón abdominal, aumento de peso, ansiedad dulce, niebla mental.

2

¿QUÉ SIBO TENGO, DOCTORA?

Para saber si presentamos SIBO y su tipo específico (es decir, poder identificar qué tipo de microorganismos están detrás de tu sintomatología), podemos sospecharlo a través de la sintomatología (evaluada por un profesional experto) y realizando el test de hidrógeno-metano espirado y/o un aspirado yeyunal.

La prueba más empleada en la actualidad es el test de hidrógeno y metano espirado por ser una prueba rápida, no invasiva, y se puede realizar tranquilamente en casa, está al alcance de todos y valora la concentración de gases generada por nuestros microorganismos tras tomar una solución de glucosa y lactulosa —la «comida» favorita de las bacterias y arqueas—.

Es importante no confundirnos con el tipo de prueba de aliento, pues hay muchas: test de aliento para la detección de la intolerancia a la lactosa, fructosa, sorbitol, *Helicobacter pylori*, etcétera.

En todas las pruebas de aliento la metodología a seguir es la misma: nos preparamos para realizarla, soplamos en tubos y se analiza la concentración de gases; sin embargo, lo que cambia es la solución a tomar. Por ejemplo: en la intolerancia a la lactosa, tomaremos solución de lactosa, en intolerancia a la fructosa tomaremos fructosa, y en la determinación de SIBO tomaremos lactitol.

Como curiosidad, si una persona al realizarse el test de intolerancia a la lactosa tiene exceso de gas en cualquier parte de la prueba, se podría decir que es intolerante a la lactosa. Pero lo interesante es que, si ese gas es excesivo y se produce en las primeras dos horas, lo más probable es que tenga una disbiosis de intestino delgado, por lo que habría que hacer el test de SIBO para descartar.

Otra forma de diagnosticar disbiosis en el intestino delgado, aunque menos empleada, más costosa, invasiva y que es usada principalmente en investigación, es la realización de un aspirado yeyunal, en el cual a través de una gastroscopia se extrae líquido del tejido del duodeno y se transmite a un cultivo para obtener el tipaje de las poblaciones microbianas.

Lucía: «entonces has dicho que la sintomatología es importante, ¿cómo la podemos valorar?»

La valoraremos con los siguientes dos cuestionarios. En el primero, valoraremos si existe sospecha de SIBO e IMO, y en el segundo si existe SIFO. Cabe destacar que *estos cuestionarios* SON UNA GUÍA Y NO DEBEN USARSE COMO DIAGNÓSTICO, ya que los síntomas digestivos tienen muchísimas causas y deben hacerse diagnósticos diferenciales a la hora de tratarlo. No obstante, ayudan a tomar conciencia y acción.

Cuestionario para saber si podemos presentar un posible SIBO e IMO

En el siguiente cuestionario, se analiza la sospecha de presentar sobrecrecimiento de bacterias (SIBO-H, SIBO-H2S) y arqueas (IMO).

Para su realización deberás responder a las preguntas con la puntuación que te represente. Posteriormente, se sumarán los puntos y se determinará la probabilidad subjetiva de padecer SIBO.

1. **En los últimos 3 meses, ¿con qué frecuencia eructaste después de las comidas?**
   - 0 Nunca o raramente.
   - 1 A veces, alrededor del 25% del tiempo.
   - 2 A menudo, aproximadamente el 50% del tiempo.
   - 3 La mayor parte del tiempo, aproximadamente el 75% del tiempo.
   - 4 Siempre, el 100% del tiempo.

2. **En los últimos 3 meses, ¿tuviste náuseas o eructos?**
   - 0 No.
   - 1 Sí.

3. **En los últimos 3 meses, ¿el consumo de fibra empeoró los síntomas?**
   - 0 No.
   - 1 Sí.

4. **¿Se desarrollaron síntomas de molestias intestinales crónicas después de tomar opiáceos?**
   - 0 No.
   - 1 Sí.

5. **¿Alguna vez te han dicho que tienes...? (1 punto por cada respuesta afirmativa):**
   - Anemia crónica por deficiencia de vitamina B_{12}.
   - Anemia crónica por deficiencia de hierro.

- Ferritina baja crónica sin causa aparente.
- Deficiencia crónica de vitamina D.

6. **En los últimos 3 meses, ¿te han dicho que tienes…? (1 punto por cada respuesta afirmativa):**

- Acné o rosácea.
- Autismo.
- Enfermedad celíaca (EC) o sensibilidad al gluten.
- Síndrome de fatiga crónica.
- Diabetes tipo I o tipo II.
- Diverticulitis.
- Fibromialgia.
- Sensibilidades alimentarias.
- Infección por *H. pylori*.
- Acidez estomacal/reflujo/ERGE.
- Hipotiroidismo.
- EII (Crohn o colitis ulcerosa).
- SII (Síndrome del intestino irritable).
- Cistitis intersticial.
- Intolerancia a la lactosa.
- Intestino permeable o permeabilidad intestinal.
- Cirrosis hepática.
- Hígado graso.
- Síndrome de la pierna inquieta.
- Esclerodermia o lupus.
- Problemas de la piel: eccema, dermatitis atópica, psoriasis.

7. **En los últimos 3 meses, ¿has experimentado los siguientes síntomas? (1 punto por cada respuesta afirmativa):**

- Niebla mental, problemas de memoria.
- Problemas o dificultades respiratorias.

- Alergias crónicas.
- Infecciones crónicas de los senos nasales.
- Dolores de cabeza.
- Dolor en las articulaciones.
- Infecciones por hongos o levaduras.

8. **¿Tienes enfermedad celíaca y mantienes una dieta libre de gluten, pero aun así no te sientes bien?**
   - 0 No.
   - 1 Sí.

9. **¿Tienes sensibilidad al gluten y mantienes una dieta sin gluten, pero aún no te sientes bien?**
   - 0 No.
   - 1 Sí.

10. **En los últimos tres meses en una tomografía no pudieron ver tu páncreas por una burbuja de gas:**
    - 0 No.
    - 1 Sí.

11. **En los últimos tres meses, ¿con qué frecuencia has notado grasa en sus heces (esteatorrea)?**
    - 0 Nunca o raramente.
    - 1 A veces, alrededor del 25% del tiempo.
    - 2 A menudo, aproximadamente el 50% del tiempo.
    - 3 La mayor parte del tiempo, aproximadamente el 75%.
    - 4 Siempre, el 100% del tiempo.

12. **¿Alguno de los síntomas intestinales mejoraron durante el uso de antibióticos?**
    - 0 No.
    - 1 Sí.

13. **En los últimos tres meses, ¿alguno de tus síntomas intestinales empeoró con el uso de probióticos que contenían prebióticos (FOS, arabinogalactano)?**
    - 0 No.
    - 1 Sí.

14. **¿Tus síntomas comenzaron después de un viaje o de una intoxicación alimentaria?**
    - 0 No.
    - 1 Sí.

15. **¿Con qué frecuencia incluyes almidones/granos/carbohidratos en tus comidas y refrigerios (pan, productos horneados, pasta, arroz, etc.)?**
    - 0 Nunca o raramente.
    - 1 A veces, alrededor del 25% del tiempo.
    - 2 A menudo, aproximadamente el 50% del tiempo.
    - 3 La mayor parte del tiempo, aproximadamente el 75%.
    - 4 Siempre, el 100% del tiempo.

16. **En los últimos 3 meses, ¿con qué frecuencia empeoraron tus síntomas al comer cereales/carbohidratos/almidones?**
    - 0 Nunca o raramente.
    - 1 A veces, alrededor del 25% del tiempo.
    - 2 A menudo, aproximadamente el 50% del tiempo.
    - 3 La mayor parte del tiempo, aproximadamente el 75%.
    - 4 Siempre, el 100% del tiempo.

17. **Tiendo a picotear durante el día en lugar de comer tres comidas completas:**
    - 0 No.
    - 1 Sí.

18. **¿Has tenido un parto por cesárea?**
    - 0 No.
    - 1 Sí.

19. ¿Fuiste amamantado cuando eras bebé?

- 1 No.
- 0 Sí.

20. ¿Te dieron antibióticos regularmente cuando eras niño (infección de oído, amigdalitis, faringitis estreptocócica, etc.)?

- 1 Sí.
- 0 No.

21. ¿Has tomado antibióticos con frecuencia o regularmente?

- 0 No.
- 1 Sí.

22. ¿Has tomado pastillas anticonceptivas orales regularmente?

- 1 Sí.
- 0 No.

23. ¿Has experimentado períodos de estrés o *shock* severo?

- 1 Sí.
- 0 No.

Si has respondido «Sí» a las preguntas 1, 3, 4, 8, 9, 12 y 14, es posible que presentes SIBO o IMO.

Además, puedes saber la probabilidad de gravedad tras sumar las preguntas 1 a 23.

- Si la puntuación es menor de 10, presentas baja posibilidad.
- Puntuación de 10 a 40, pueden existir síntomas leves a moderados de SIBO.
- Puntuación de más de 40, pueden existir síntomas graves de SIBO.

Si presentas puntuaciones a partir de 10, es recomendable medir de forma objetiva la probabilidad de SIBO con un **test de hidrógenos y metano espirado**.

Cuestionario que analiza la probabilidad de sobrecrecimiento fúngico de *Candida*

Este cuestionario está diseñado para adultos y en él se muestran los factores/síntomas que están mayormente asociados a la presencia de la *Candida*.

Se enumeran los factores que promueven el crecimiento de *Candida albicans* (sección A) y los síntomas comúnmente presentes en individuos con una patología fúngica (secciones B y C).

Para cada respuesta «Sí» de la sección A, deberás marcarla con un círculo y sumar el total de puntuación al final de la sección. El total de puntuación del cuestionario debería ayudarte a ti y a tu doctor para evaluar el posible rol de *Candida* en tu problema de salud.

SECCIÓN A

Factores de riesgo	Puntuación
¿Has tomado tetraciclinas u otros antibióticos para acné un mes o más?	25
¿Has tomado antibiótico de «amplio espectro» para infecciones respiratorias, urinarias, u otras infecciones durante dos meses o más, o cuatro o más veces en un año?	20
¿Has presentado prostatitis, vaginitis u otros problemas que afectan al aparato reproductor?	25
¿Has estado embarazada dos o más veces?	5
¿Has tomado anticonceptivos más de dos años?	1
¿Has tomado anticonceptivos durante seis meses en dos años?	8
¿Has tomado cortisona por inyección o inhalación más de dos semanas?	15
¿Has tomado cortisona por inyección o inhalación durante dos semanas o menos?	6
¿Te has expuesto a insecticidas u otro químico que te han provocado síntomas moderados?	20
¿Aumenta tu sintomatología en días o lugares húmedos?	20
¿Presentas pie de atleta, tiña o te ha picado un hongo, infecciones de piel o uñas? Si lo presentas, el estado de la infección es: • Severo/persistente • Leve a moderado	 20 10

¿Presentas necesidad de tomar azúcar?	10
¿Presentas antojo de pan?	10
¿Sueles pedir bebidas alcohólicas?	10
¿Tienes molestias al fumar tabaco?	10
PUNTUACIÓN TOTAL SECCIÓN A:	

SECCIÓN B

Valora cada síntoma del 0 al 9.

No presenta el síntoma: 0 puntos.

El síntoma es ocasional o leve: 3 puntos.

El síntoma es frecuente y/o moderado: 6 puntos.

El síntoma es severo y/o deshabilitante: 9 puntos.

Síntoma	Puntuación (0,3,6,9)
Fatiga o letargo	
Sentimiento de estar «agotado»	
Mala memoria o concentración	
Sentirse «espacial» o «irreal»	
Depresión	
Entumecimiento, ardor u hormigueo	
Dolor muscular	
Debilidad muscular o parálisis	
Dolor y/o hinchazón en articulaciones	
Tendencia a enfermar	
Diarrea	
Hinchazón	
Micción frecuente al orinar	
Picor/ ardor vaginal persistente	
Prostatitis	
Impotencia	
Pérdida de deseo sexual	
Endometriosis o infertilidad	
Calambres o desarreglos menstruales	
Alteración en la visión	
Síndrome premenstrual	
PUNTUACIÓN TOTAL SECCIÓN B:	

SECCIÓN C

Valora cada síntoma según la puntuación correspondiente:
No presentas el síntoma: 0 puntos.
El síntoma es ocasional o leve: 1 punto.
El síntoma es frecuente y/o moderado: 2 puntos.
El síntoma es severo y/o deshabilitante: 3 puntos.

Síntoma	Puntuación (0,1,2,3)
Somnolencia	
Irritabilidad o nerviosismo	
Incapacidad para concentrarse	
Cambios de humor frecuentes	
Dolores de cabeza	
Mareo o pérdida de equilibrio	
Sensación de hinchazón en la cabeza y hormigueo	
Picazón	
Acidez estomacal	
Malas digestiones	
Eructos y gases intestinales	
Moco en las heces	
Hemorroides	
Boca seca	
Ampollas en la boca	
Mal aliento	
Hinchazón de las articulaciones	
Congestión o secreción nasal	
Dolor o sequedad de garganta	
Dolor u opresión en el pecho	
Mal aliento	
Tos	
Dificultad para respirar	
Infecciones recurrentes en los oídos	
Dolor de oído o sordera	
PUNTUACIÓN TOTAL SECCIÓN C	

La puntuación total general os ayudará a ti y a tu médico a decidir si tus problemas de salud están relacionados con la levadura. Los valores en las mujeres serán más altos, ya que 7 ítems en el cuestionario se aplican exclusivamente a las mujeres, mientras que solo 2 se aplican exclusivamente a los hombres.

Si tu puntuación es:

180 puntos (Mujeres) 140 puntos (Hombres)	Probabilidad alta de presentar sobrecrecimiento de hongos.

120 puntos (Mujeres) 90 puntos (Hombres)	Probabilidad media-alta de presentar sobrecrecimiento de hongos.

60 puntos (Mujeres) 40 puntos (Hombres)	Probabilidad baja-media de presentar sobrecimiento de hongos.

Menos de 60 puntos (Mujeres) Menos de 40 puntos (Hombres)	Es probable que no presente sobrecrecimiento de hongos.

Si presentas una probabilidad media-alta, habría que valorar de forma objetiva su presencia a través de *análisis de microbiota o un estudio micológico.*

Lucía realizó los dos cuestionarios y salió lo que esperaba. ¡Tenía alta probabilidad de tener SIBO! Por ello procedieron a realizarle la «Prueba del SIBO».

Todo sobre la «prueba del SIBO» (test de hidrógeno y metano espirado)

El test de hidrógeno y metano espirado es una prueba empleada para determinar el exceso de bacterias y arqueas en el intestino delgado,

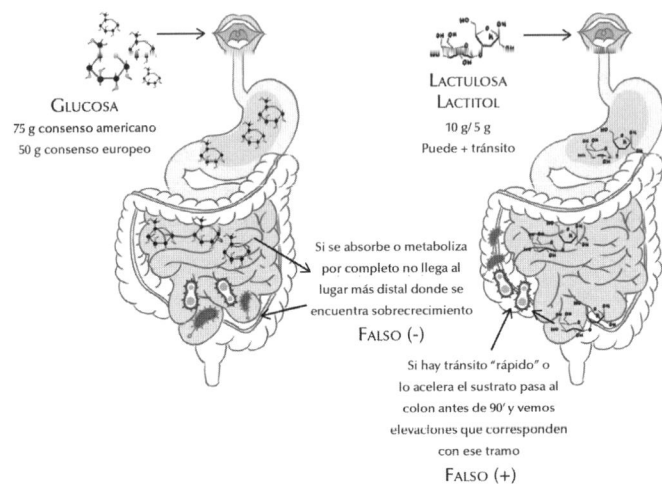

Identificación de falsos positivos y negativos en el test de hidrógeno y metano espirado.

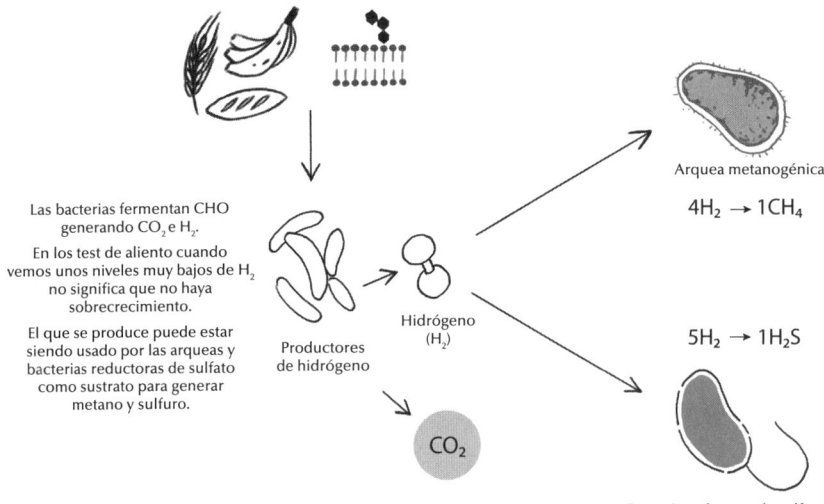

Tipo de gases producidos por las bacterias y arqueas.

ya que mide la concentración de gases (CO_2, H2, H2S Y CH_4) generados por los microorganismos después de metabolizar o «degustar» su comida favorita (lactulosa o glucosa). Si existe un sobrecrecimiento, es muy común que tras llegar su comida favorita empiecen a fermentarla rápidamente y produzcan altas concentraciones de gases que posteriormente van a verse en las gráficas de resultados y en los síntomas.

> Es importante realizarse una prueba de SIBO para poner un tratamiento adecuado, ya que hay entre 35-40 enfermedades y disfunciones que presentan síntomas muy similares al SIBO, lo cual va a determinar el tipo de tratamiento que es necesario llevar a cabo.

Para llevar a cabo la prueba y evitar que salgan resultados incorrectos, es muy importante prepararse para su realización, por ello se debe seguir este proceso:

- **4 semanas antes de la prueba:**

  Evitar tomar antibióticos, probióticos, prebióticos, procinéticos o laxantes, así como realizar una prueba invasiva en el intestino (colonoscopia).

- **1 semana antes de la prueba:**

  Evitar consumir protectores gástricos e inhibidores de bomba de protones.

- **24-48 horas antes de la prueba:**

  Se empezará a realizar la dieta de preparación baja en fibra y azúcar (ver tabla) y se evitará tomar suplementos que no sean esenciales.

- **12 horas antes de la prueba:**

  Inicio del ayuno, solo se podrá beber agua.

Dieta a realizar el día antes de la prueba

| Alimentos a priorizar y evitar al realizar el test de hidrógeno y metano espirado ||
Priorizar	Evitar
• Fuentes de proteínas: huevo, carne, pescado blanco y azul y mariscos. • Hidratos de carbono sin fibra: arroz, maíz, trigo, centeno. • Agua, café, té e infusiones sin azúcar. • Tofu. • Grasas de calidad: aceite de oliva y aceite de coco. • Caldo de carnes (sin huesos ni cartílagos) o de verduras (filtrado). • Embutido sin aditivos (jamón serrano ibérico).	• Productos lácteos (leche, yogures, quesos y mantequillas). • Cereales integrales, pan integral, arroz integral, quinoa y tubérculos (patata, boniato y yuca). • Productos de pastelería o bollería, dulces y mermelada. • Legumbres y verdura. • Frutas y zumos de fruta, refrescos. • Embutidos elaborados/procesados. • Frutos secos. • Azúcar blanco/edulcorantes.

| Propuesta de dieta a realizar 24 horas antes de la realización de la prueba de hidrógeno y metano espirado ||
Ejemplo de menú	
Desayuno	Café / té. + Tostada con conserva de pescado/ aceite de oliva virgen extra. Revuelto de huevo con ventresca /gambas/ caballa/ jamón serrano ibérico. 2 tortitas de arroz/maíz. Huevos duros rellenos de salmón salvaje y eneldo.
Media mañana	Es opcional, en el caso de tener hambre, escoger una opción del desayuno.
Comida	Arroz blanco con tacos de pollo a la plancha.
Merienda	Es opcional, en el caso de tener hambre, escoger una opción del desayuno.
Cena	Caldo de pollo + lubina a la plancha.

El día de la prueba, se debe de evitar:

- Realizar ejercicio intenso y fumar, y antes de empezar hay que enjuagarse con clorhexidina (a veces viene con la propia prueba).

- Una vez llevado a cabo todo el procedimiento, nos ponemos cómodos (ya que la prueba dura en torno a tres horas) y ¡empezamos!

Los pasos a seguir son los siguientes:

1. Inspirar profundamente el aire 10 minutos y los expulsamos en el primer tubo.

2. Tomar el sustrato o el alimento que suele gustarle a las bacterias y arqueas, es decir, la lactulosa o glucosa.

3. Cada 30 minutos, vamos aspirando y expulsando el aire en un tubo diferente hasta soplar. Es muy frecuente sentir molestias durante la prueba (las bacterias suelen revolucionarse al darles su comida), y puede favorecer una mayor fermentación y gas en el intestino.

Una vez que se tienen todos los tubos con el aire, se llevan al laboratorio para analizarlos y obtener los resultados.

Es muy importante acudir a un especialista para hacer una interpretación de la prueba, ya que dejar la interpretación en manos del laboratorio significa que estás perdiendo valiosa información que se puede encontrar en los resultados, y dicha información puede cambiar todo nuestro plan de tratamiento, ya que en muchos casos tanto el SIBO de metano como el SIBO de sulfuro de hidrógeno no se diagnostican correctamente; además, en ocasiones puede ocurrir que exista un falso positivo (asociado a una mala higiene bucodental o tránsito acelerado), o falso negativo (asociado a tránsitos lentos y a que la microbiota no produce una cantidad detectable de H2).

El otro problema es que diferentes laboratorios utilizan diferentes pautas de interpretación, lo que significa que un paciente podría ser positivo según un laboratorio, pero negativo según otro. La solución para esto es, insisto, ir a un profesional y no autodiagnosticarse.

La interpretación de la prueba de aliento SIBO es definitivamente un arte y no un blanco y negro de la ciencia. La interpretación reflexiva puede ayudarnos a obtener el diagnóstico correcto, elegir el tratamiento y entender el pronóstico, que luego podemos planificar.

Criterios positivos en la prueba de SIBO según la doctora Allison Siebecker

- Hidrógeno de 20 o más partes por millón dentro de las primeras dos horas, por encima de la línea de base.

- Metano de 10 o más partes por millón en las tres horas completas de la prueba, incluida la línea de base.

- Metano de 3-9 partes por millón dentro de las tres horas de la prueba, si hay estreñimiento.

- Hidrógeno de 6 o menos, y un metano de 3 o menos, las tres horas de la prueba, sin subida de gases en la tercera hora, es positiva para el SIBO sulfuro de hidrógeno (si no estamos utilizando el test que evalúa la concentración de H2S).

A continuación, vamos a ver algunos ejemplos de resultados del test de hidrógeno y metano espirado y su interpretación.

VALORES OBTENIDOS EN FUNCIÓN DEL TIEMPO

TIEMPO	0	25	50	75	100	125	150	175
HIDRÓGENO (H2) ppm	1	12	52	77	89	110	95	89
METANO (CH4) ppm	1	1	5	5	5	6	6	6
CO2 %	2,1	2,7	3,0	3,0	3,0	2,9	2,8	2,9

REPRESENTACIÓN GRÁFICA DEL RESULTADO

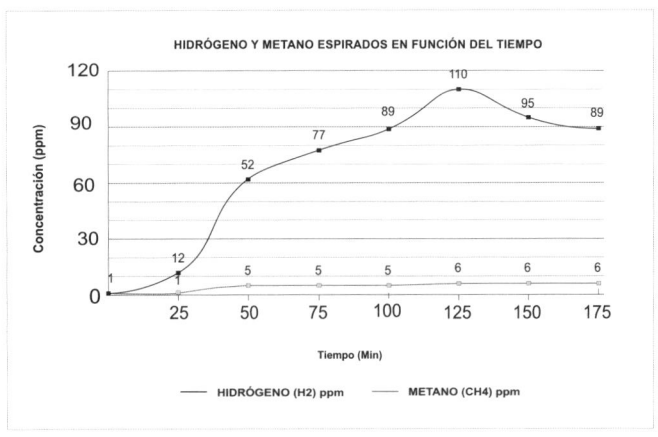

SIBO DE HIDRÓGENO*

VALORES OBTENIDOS EN FUNCIÓN DEL TIEMPO

TIEMPO	0	25	50	75	100	125	150	175
HIDRÓGENO (H2) ppm	2	3	3	1	1	5	2	2
METANO (CH4) ppm	60	70	80	115	136	130	145	119
CO2 %	3,6	3,9	3,5	3,7	4,0	3,2	3,6	3,6

REPRESENTACIÓN GRÁFICA DEL RESULTADO

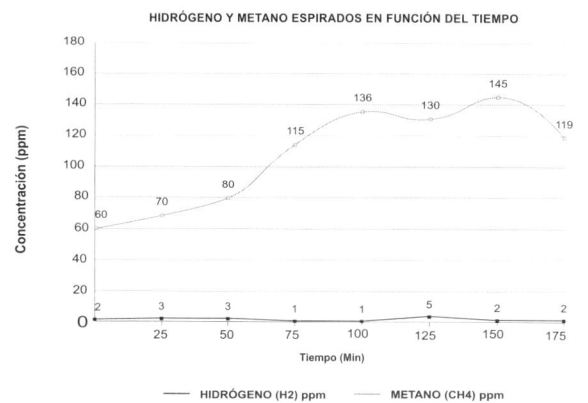

IMO*

Los bajos niveles de hidrógenos se justifican por su uso para la producción de metano

VALORES OBTENIDOS EN FUNCIÓN DEL TIEMPO

TIEMPO	0	25	50	75	100	125	150	175
HIDRÓGENO (H2) ppm	3	4	3	5	6	4	3	2
METANO (CH4) ppm	2	3	2	2	1	2	1	2
CO2 %	2,7	3,1	3,3	3,1	3,0	3,3	3,5	3,2

REPRESENTACIÓN GRÁFICA DEL RESULTADO

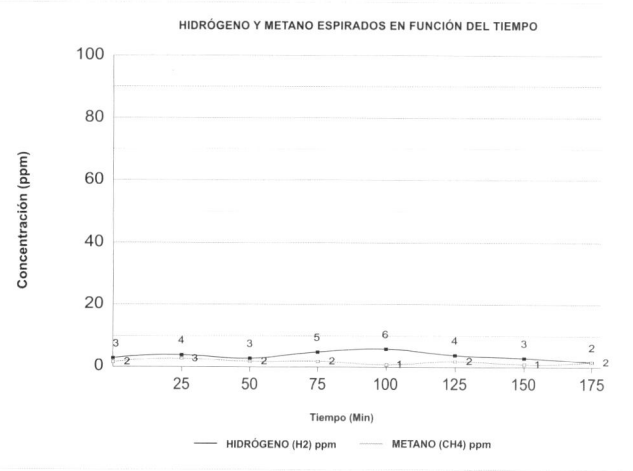

SIBO DE SULFURO DE HIDRÓGENO*

*Los datos y los parámetros varían según los casos determinados.

Con relación al tipo de sustrato a tomar, se recomienda mejor la prueba de lactulosa de tres horas y 10 tubos (muestra), o la nueva prueba de tres gases (en lactulosa). Estas pruebas particulares permiten un mejor diagnóstico de metano y sulfuro de hidrógeno. La glucosa es la otra opción de prueba de aliento SIBO, pero algunos especialistas no la utilizamos casi nunca.

La explicación fisiológica de por qué empleamos más la primera es que la prueba consiste en que la lactulosa está disponible para la fermentación en toda la longitud del intestino delgado e intestino grueso, porque no es absorbible.

La glucosa, al contrario, tiende a ser absorbida dentro de los primeros 30 centímetros del intestino delgado, lo que significa que no está disponible para la fermentación en la parte media y en la parte inferior del mismo, o hacia abajo en el intestino grueso. Necesitamos evaluar todo el intestino delgado para detectar el crecimiento excesivo de bacterias, no solo la parte superior (primeros 30 cm), lo que hace que la glucosa sea una opción subóptima. Además, es importante ver lo que está sucediendo en el intestino grueso que está representado por la tercera hora, particularmente para el sulfuro de hidrógeno, pero también para el metano.

He dado positivo en la prueba de SIBO. ¿Cuándo debería repetirme la prueba?

El mejor momento para volver a repetirse la prueba de SIBO es dentro de las dos semanas posteriores a la finalización de los tratamientos antibacterianos (antibióticos farmacéuticos o herbales, o dieta elemental), si el paciente no se encuentra en un 89-90% mejor (preferible tras 3-5 días de acabar el tratamiento).

Además, es recomendable repetir la prueba después de realizar el tratamiento erradicador si ha salido SIBO positivo, para poder valorar si existe otra alteración que esté generando la sintomatología. Por la experiencia, resulta útil informar al paciente de las probabilidades de recidiva del SIBO, para que no se frustre si vuelven los síntomas tras la primera tanda, e incluso dejarle la petición de la prueba según salga de consulta. Al menos, esto sería lo ideal.

Como no siempre tenemos la posibilidad de valorar al paciente en una visita próxima, otra posibilidad es realizar un tratamiento completo de reimplantación secuencial de probióticos (unos seis meses) y después volver a testar.

> Si el paciente está mejor, no necesita volver a hacerse la prueba. Es bueno obtener una prueba confirmatoria negativa, pero si los síntomas han mejorado en aproximadamente un 90%, entonces lo hemos hecho bien y podríamos pasar a la prevención.

En cualquier caso, el paciente debe volver a consulta para continuar con la prevención de las posibles recidivas.

El mejor momento para repetir la prueba es cuando las cosas no van bien y continúan los síntomas (total o parcialmente), porque nos da información sobre cómo continuar. También es el momento, si no se ha realizado con anterioridad, de investigar nuevos test diagnósticos (por ejemplo, test de microbiota, ácidos orgánicos en orina, pruebas de permeabilidad intestinal, etc.).

Afortunadamente, en el entorno en el que nos movemos, aquí en España (al menos en Madrid), tanto la medicina pública como la mayoría de las sociedades médicas financian este tipo de pruebas. Si un paciente no puede permitirse el lujo de volver a hacerse la prueba (por tiempo o por cobertura), puede proceder a otra ronda de tratamiento sin el test previo, pero es aconsejable volver a probar después de, al menos, dos rondas.

No deberíamos dejar que pasen demasiadas rondas sin volver a realizar el test. No le haríamos un gran favor al paciente si continuamos tratando un SIBO sin respuesta y no investigamos otras posibles causas y/o complicaciones de sus síntomas (como hemos visto en otro capítulo).

A veces, el SIBO desaparece, pero los síntomas permanecen y son de otra afección (y esto deberíamos o investigarlo o derivarlo al especialista correspondiente).

La información de la repetición de la prueba también puede indicarnos cómo llevar a cabo nuestro próximo tratamiento. Por ejemplo, si el tratamiento que acabamos de administrar no redujo bien el gas (en la curva), cambiaremos a un tratamiento diferente.

No necesariamente puede decirse qué ha sucedido con los niveles de gas por los síntomas. Si los síntomas no están mejorando, el SIBO en realidad podría haber desaparecido (como se acaba de mencionar) y ver los niveles de gas reducirse significativamente, a pesar de la falta de mejoría clínica. A veces los síntomas no desaparecen hasta que los niveles de gas están cerca de negativo, a pesar del excelente progreso de la reducción de gases ronda a ronda. En última instancia, volver a probar realmente nos puede ayudar mucho si sabemos manejar los datos obtenidos. Es un enfoque metódico de SIBO lo que realmente incrementa las probabilidades de éxito.

Estudio de microbiota intestinal en casos de SIBO «rebelde» o sospecha de SIFO

Los test de microbiota intestinal ayudan a conocer cómo es la relación de los microorganismos que viven con nosotros (hongos, bacterias, parásitos, arqueas), si existe una buena relación o hay un estado de eubiosis (en equilibrio) o, por el contrario, hay una mala relación o disbiosis (desequilibrio). Gracias a su información nos pueden ayudar a ir a causas subyacentes de un SIBO o IMO (cuando tras varios tratamientos erradicadores no se ha obtenido respuesta), identificar SIFO, así como valorar parámetros de terreno (niveles de inflamación, permeabilidad, detoxificación, los metabolitos producidos por las bacterias como los ácidos grasos de cadena, metales pesados, etcétera).

Parámetros que nos pueden ayudar a abordar el SIBO de forma integrativa y causal

1. Parámetros de infección o sobrecrecimiento de microorganismos alterantes

Estudio de parásitos, hongos, bacterias y toxinas.

2. Parámetros de terreno

Los parámetros de terreno nos informan del estado inflamatorio a nivel intestinal, si hay una correcta detoxificación de las sustancias tóxicas o si existe una barrera intestinal excesivamente porosa (intestino permeable).

Tener unos marcadores de terreno alterados repercute en el mantenimiento de los diferentes sobrecrecimientos y amplifica la sintomatología, por lo que conocerlos nos ayuda a poner un tratamiento más preciso y tener un mayor entendimiento de lo que nos está ocurriendo.

Algunos de los parámetros más importantes son: beta-glucuronidasa, zonulina, pH en heces, elastasa pancreática, calprotectina e IgA secretora.

3. Análisis del color y forma de las heces

«Dime cómo son tus heces y te diré cómo es tu salud»

¿Sabías que tus heces dicen mucho de ti? En la siguiente tabla se ha hecho un resumen de qué puede indicar cierto color o aspecto de tus heces en tu estado de salud.

El color de las heces y su significado clínico	
Heces marrones	• Buen estado de salud.
Heces verdes	• Alteración en la microbiota intestinal. • Consumo de verduras crudas. • Tránsito intestinal acelerado, la bilis no ha podido emulsionar las grasas.
Heces negras	• Hemorragias internas (sangre). • Consumo de alimentos de color rojo. • Suplementos con hierro o consumo de bismuto.

Heces amarillas	• Mala metabolización de las grasas, enfermedad celíaca, hepática, riesgo de parasitosis y cálculos biliares.
Heces grisáceas	• Exceso de mucosidad o pus en el intestino.
Heces blancas	• Presencia de obstrucción en el conducto biliar.
Heces rojas	• Hemorragias en el intestino inferior. • Presencia de hemorroides. • Consumo de alimentos con pigmentación rojiza y algunos medicamentos.

Para valorar la consistencia, se utiliza la escala de Bristol

Estudio de la consistencia de las heces a través de la escala Bristol		
ESCALA DE HECES DE BRISTOL		
TIPO 1	Trozos duros separados, que pasan con dificultad.	Estreñimiento importante
TIPO 2	Como una salchicha compuesta de fragmentos.	Ligero estreñImiento
TIPO 3	Con forma de morcilla con grietas en la superficie.	Normal
TIPO 4	Como una salchicha o serpiente, lisa y blanda.	Normal
TIPO 5	Trozos de masa pastosa con bordes definidos.	Falta de fibra
TIPO 6	Fragmentos pastosos, con bordes irregulares.	Ligera diarrea
TIPO 7	Acuosa, sin pedazos sólidos, totalmente líquida.	Diarrea importante

La escala de Bristol es una escala que valora las heces del 1 al 7, según la consistencia que presentan. Lo ideal es tener las heces del tipo 3-4.

Escala de Bristol						
1	**2**	**3**	**4**	**5**	**6**	**7**
Estreñimiento severo	Estreñimiento	Heces con falta de hidratación	Heces óptimas	Ligera diarrea o falta de fibra	Diarrea	Diarrea aguda

4. Resumen de interpretación del test de microbiota

El test de microbiota lo debe interpretar un especialista, no obstante, en la siguiente tabla hemos querido plasmar un resumen de algunos parámetros que nos podemos encontrar con su interpretación y tratamiento.

Marcadores relevantes en el estudio de la microbiota e interpretación		
Marcadores	**ALTO**	**BAJO**
IgA secretora	• Posible infección. • Presencia de inflamación. • Sistema inmunológico «en alerta». • Se deberá trabajar la causa (infección/ permeabilidad intestinal…).	• Inmunodeficiencia (puede ser congénita). • Mayor riesgo de infecciones. • Alteración en la mucosa intestinal. • Aportar probióticos, inmunomoduladores y regeneradores de la membrana intestinal.
B glucuronidasa	• Aumento en la reabsorción intestinal de sustancias tóxicas y estrógenos. • Posible infección de SIBO o candidiasis. • Tratar causas, aportar probióticos y favorecer la detoxificación.	
Elastasa	• Exceso de actividad pancreática.	• Problemas de mala digestión por insuficiencia pancreática (déficit de enzimas proteolíticas). • Aumento de las grasas a nivel fecal. • Aportar enzimas digestivas y llevar a cabo las recomendaciones para regular el ácido clorhídrico.
Calprotectina	• Marcador de inflamación a nivel intestinal. • Hacer tratamiento desde la causa (infección, sobrecrecimiento, enfermedad inflamatoria intestinal), aportar AGCC y estilo de vida antiinflamatorio.	
PH INTESTINAL	• Favorece el desarrollo de patógenos • Llevar a cabo las recomendaciones para regular el ácido clorhídrico.	

Interpretación de índices		
ÍNDICES	**ALTO**	**BAJO**
Firmicutes / Bacteroidetes	• Tendencia a la obesidad.	• Tendencia inflamatoria y disminución de la biodiversidad. • Aumento Resistencia Insulínica. • Se recomienda aumentar la fibra soluble.
Bacteroides / Prevotella	• Tendencia a la obesidad a largo plazo. • Se recomienda llevar una dieta más rica en vegetales.	• Tendencia inflamatoria y aumento de la permeabilidad intestinal. • Se recomienda llevar una dieta más carnívora.
Clostridium Coccoides / Perfringens	• Dieta no balanceada y pérdida de la parte de la microbiota proteolítica. • Se aconseja llevar un estilo de vida antiinflamatorio y prebiótico.	• Sobrecrecimiento de los clostridios patógenos y aumento de la actividad proteolítica. • Para regular, aportar probióticos y reducir alterantes desde la causa.

Familias bacterianas relevantes		
FAMILIAS (nivel general)	**ALTO**	**BAJO**
Bacteroidetes Los valores están determinados por el tipo de alimentación que lleva la persona.	• Para regular los valores es recomendable llevar a cabo una alimentación evolutiva, en la que se aporte omega 3, ayuno intermitente, vitamina D, polifenoles, ácidos grasos de cadena corta y probióticos *(Saccharomyces boulardii)*.	• Para regular los valores es recomendable hacer una dieta más rica en proteínas, grasas de calidad y dieta reducida en FODMAP.
Proteobacterias	• Tener los parámetros altos se asocia a estrés, problemas sexuales, fermentación intestinal y posible hipoclorhidria. • Para regular los parámetros es recomendable regular PH (con los consejos para regular la hipoclorhidria), aportar probiótico, butirato, aumentar actividad física, evitar huevos, pescado, marisco y carne roja.	

Bacterias del reino Firmicute		
BACTERIAS	**ALTO**	**BAJO**
REINO FIRMICUTE		
Faecalibacterium prausnitzii (muconutritiva). Generan ácido butírico.		• Para aumentarla se aconseja aumentar la fibra soluble, antioxidantes, probióticos *(Lactobacillus, Bifidobacterium)*, polifenoles como la uva negra, arándanos, granada, reducir el gluten, aumentar el consumo de tubérculos tras dejar enfriar 24 horas y asegurar un buen aporte de omega-3 a través de suplementos o pescados grasos pequeños.
Roseburia (muconutritiva) Generan AGCC.	• Parámetros más altos se asocian a mayor biodiversidad y pérdida de peso.	• Su reducción se asocia a diabetes tipo II e intestino irritable. • Para aumentar su valor es recomendable aumentar el consumo de fibras fermentables, FOS, inulina, probióticos, polifenoles, reducir el gluten, aportar omega-3 y aumentar la ingesta de tubérculos «fríos».
Lactobacillus.		• Cuando están bajos se asocia a desorden metabólico, intolerancia a lactosa (es recomendable realizar Test Hidrógeno Espirado para descartar). • Para aumentar los valores es recomendable el consumo de fibra, oligosacáridos (inulina, FOS, GOS), probióticos del género *«Lactobacillus»* y alimentos probióticos como yogures naturales ecológicos, kéfir de cabra u oveja, chocolate puro (>80%) o granos de soja fermentados.

Niveles óptimos de lactobacillus favorecen la correcta *detoxificación* de la microbiota al *eliminar metales pesados como el mercurio y el arsénico.*

Forman parte de la *microbiota reguladora.* Son productores de *ácidos grasos de cadena* corta y bactericidas.

Acidifican el medio de forma que *inhiben el crecimiento de bacterias de proteolíticas.*

Un estudio de microbiota, que hemos realizado para Clínicas Cres, es el estudio de microbiota Cresbiotic.

https://clinicascres.com/estudio-genetico/test-microbiota/

Este estudio no es un estudio común, es un informe que conjuga divulgación científica (aporta información sobre la microbiota, la alimentación prebiótica y hábitos para favorecer una microbiota sana), mide lo más importante a tener en cuenta en la microbiota, evitando tener parámetros poco relevantes, está acompañado de un tratamiento integrativo en base a los resultados obtenidos y, lo más importante y diferenciador, es la presencia de *aromatograma, antibiograma* y *antifungigrama*. Por lo que, tras identificar un alterante microbiológico, lo aíslan y lo enfrentan a tratamientos farmacológicos y aceites esenciales, viendo realmente *qué es lo que mata al alterante* y, por lo tanto, evita que se esté probando con multitud de tratamientos que pueden alterar más que beneficiar. Por ello se aplican *tratamientos de precisión* respetuosos con el ecosistema intestinal.

PUNTOS CLAVE •

- Existen cuestionarios que nos ayudan a detectar si podemos tener un sobrecrecimiento de microorganismos en el intestino delgado; no obstante, es importante ponerse en manos de un especialista experto que trabaje el SIBO de forma integrativa y desde la causa.

- La prueba más utilizada para valorar SIBO e IMO es a través del test de hidrógeno y metano espirado, la cual debe tener una preparación correcta y su interpretación ha de llevarse a cabo por un especialista competente.

- Para realizarse el test de SIBO es importante prepararnos las semanas anteriores a la prueba.

- Las pruebas de microbiota pueden ser útiles en casos de SIBO recurrentes o en caso de salir negativa la prueba y tener sintomatología, ya que podemos descartar parasitosis, hongos y toxinas de bacterias, marcadores de terreno que permiten realizar un tratamiento de precisión.

- La consistencia, el color y la forma de nuestras heces nos dan mucha información sobre nuestro estado de salud.

- No olvidar la posible presencia de biofilm.

3

LOS 10 PASOS PARA TRATAR EL SIBO DESDE LA CAUSA

Como creemos que ya ha quedado claro, es posible curar el SIBO, pero han de tenerse en cuenta una serie de principios, importantísimos, que deberían llevarse a cabo, que resumiremos en un decálogo y desarrollaremos con detenimiento.

El tratamiento de cualquier sobrecrecimiento intestinal se basa en el siguiente decálogo:

1. **Limpieza. Remisión del sobrecrecimiento:** Reducir los microorganismos alterantes a través de tratamientos antimicrobianos farmacológicos y herbales.

2. **Alimentación específica según la sintomatología y el tipo de sobrecrecimiento:** dieta de carbohidratos específica, la dieta baja en FODMAP, la dieta bifásica, la dieta Cedars-Sinai, la dieta GAPS, dieta paleo, dieta baja en metano, dieta baja en azufre y dieta baja en hidratos.

3. **Utilizar probióticos adecuados.**

4. **Corregir disfunciones en la parte duodenal:** hipoclorhidria, alteración pancreática o biliar.

5. **Normalizar el tránsito intestinal:** uso de procinéticos en tránsitos intestinales lentos.

6. **Potenciar el sistema inmunológico:** suplementos inmunomoduladores claves y micoterapia.

7. **Reparación y regeneración de mucosas o membrana intestinal:** favorecer un contexto antiinflamatorio y usar aminoácidos y vitaminas involucradas en la regeneración de tejidos.

8. **Favorecer la detoxificación:** suplementos y hábitos que fomentan el correcto funcionamiento de los sistemas detox.

9. **Abordar la(s) causa(s) subyacente(s) modificable(s) del crecimiento excesivo.**

10. **Mantenimiento de la remisión.**

Pasamos a analizarlo detenidamente.

1. Limpieza. Remisión del sobrecrecimiento

En primer lugar, ¿cómo reducimos el exceso de microorganismos? «El proceso de matanza».

Si presentamos un SIBO de tipo HIDRÓGENO, contamos con la suerte de que el test de hidrógeno espirado nos sirve como monitorización del éxito del tratamiento.

El antibiótico más ampliamente estudiado es la rifaximina. La ventaja de este antibiótico es que el 99,6% permanece en el intestino y no se absorbe hacia el resto del organismo. Existen otros antibióticos que se podrían utilizar, como ciprofloxacina, ampicilina, metronidazol o neomicina, pero estos sí que se absorben hacia el torrente sanguíneo, causando por ello efectos secundarios o bien gastrointestinales o sistémicos, incluyendo reacciones alérgicas, posibles infecciones vaginales con *Candida* y un mayor riesgo de *clostridium difficile* caracterizado por una diarrea debilitante.

La dosis de rifaximina habitual es de 400 mg/8h durante 7-14 días.

Existe un estudio llamado *Target tres* en el que el 40% de los pacientes con SII-diarrea responden al tratamiento con rifaximina y más de un tercio de aquellos que respondieron a la rifaximina no tuvieron recidiva a los seis meses después del tratamiento. Otra rama posterior del estudio demuestra que la rifaximina fue todavía mucho más efectiva entre aquellos pacientes con SII con diarrea, que tuvieron un test de hidrógeno positivo para SIBO (77%).

El equipo de Pimentel muestra unos resultados muy similares a este estudio, y así divide a los pacientes en cinco categorías:

1. Los *pacientes que toman la rifaximina* están *libres de síntomas* durante meses o años.

2. Los *pacientes que toman rifaximina se encuentran mucho mejor y recaen a los seis meses*. En estos casos el tomar un procinético junto con una dieta reestructurante es de mucha ayuda. Este grupo supone alrededor del 70% de los casos y debe realizarse test de hidrógeno para el seguimiento.

3. Los *pacientes que tras tomar rifaximina presentan mejoría,* pero en menos de un mes vuelven los síntomas. Este es un grupo importante y se necesita un segundo test de hidrógeno espirado, así como valorar otras causas secundarias asociadas a la sintomatología y el SIBO, pues en este grupo se necesita investigar la causa.

4. Los *pacientes que presentan una respuesta parcial:* este grupo de pacientes podrían tener una causa secundaria, falta de adherencia al tratamiento o un efecto placebo (crees encontrarte un poquito mejor, pero en realidad no es así). Aquí tenemos dos opciones, iniciar un segundo curso de tratamiento o retestar con el test de hidrógeno, así como investigar las posibles causas.

5. Los *pacientes que no responden al tratamiento farmacológico:* si no hay ninguna mejoría en los síntomas, deberíamos estar atentos a ciertas señales que nos indiquen la necesidad de seguir investigando. Puede que la sintomatología no tenga nada que ver con el SIBO y existe una gran lista de causas potenciales para ello.

Después de agotar las diferentes posibilidades mencionadas, algunos pacientes (ocurre muy poco, menos del 5% de los pacientes) tienen que tomar antibioterapia crónica, según el doctor Pimentel. Son aquellos pacientes cuya causa de SIBO es muy difícil de manejar y, sin embargo, se sienten con cierto grado de normalidad cuando toman el antibiótico (podría incluir algunas diverticulitis crónicas, así como enteropatía diabética).

Si lo que presentamos es un sobrecrecimiento de arqueas o IMO (también conocido como intestino irritable con estreñimiento), como ya se ha señalado anteriormente, es causado no por bacterias sino por arqueas. La arquea fundamental se llama *Metano-brevibacterium Smithii,* y **el tratamiento con antibiótico en monoterapia no es eficaz.** Sin embargo, cerca del 80% de los pacientes que tomaron rifamixina combinado con otro antibiótico llamado neomicina, se sintieron mucho mejor y los organismos productores de metano fueron casi erradicados.

Podría funcionar también la rifamixina en combinación con el metronidazol, y de hecho, se utiliza para aquellos pacientes con problemas renales o de audición.

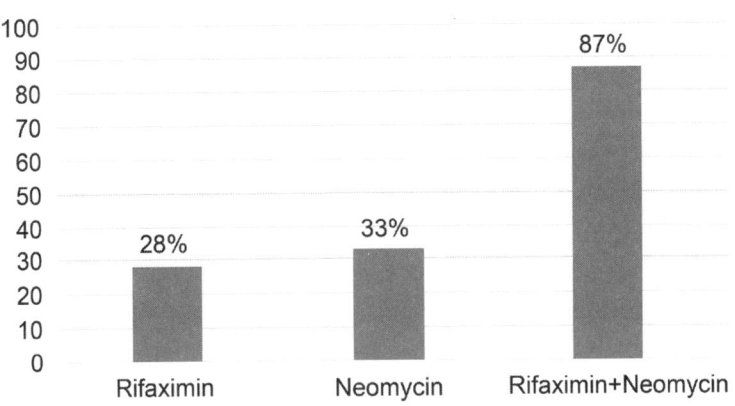

Respuesta del SIBO-CH4 a los antibióticos

Pimentel M et al. DDS. 2014
Low K et al. J Clin Gast. 2010
Dridi B et al. J Antimicrob Chemother. 2011

Efectividad de diferentes tratamientos farmacológicos empleados en el tratamiento del IMO.

La dosis de rifaximina recomendada es de 400 mg/8h, junto con 250 mg/8h de metronidazol o 500 mg/24 horas de Neomicina durante 10-14 días (2-2-2 rifaximina + 1-1-1 metronidazol o 1-0-0 neomicina)

En la práctica clínica se suele combinar el tratamiento farmacológico con tratamientos herbáceos como el *allium sativum* (presente en el ajo), se ha probado a nivel clínico para reducir el metano, su principio activo es alicina dialil-tiosulfonato y no presenta fructano. Se recomienda tomar 360 mg x 3 veces al día; también el orégano, neem y la levadura de arroz rojo.

A través de muchos experimentos con lovastatina parece que el efecto del bloqueo enzimático en los microorganismos productores de metano puede reducir dicha producción de metano. Es decir, no matamos al microorganismo, pero sí que bloqueamos la enzima que produce ese metano. Esto mismo ocurre con la levadura roja de arroz, de la cual derivan las propias estatinas.

Se está investigando en el desarrollo de una lovastatina lactona que no sea absorbible para minimizar los efectos secundarios.

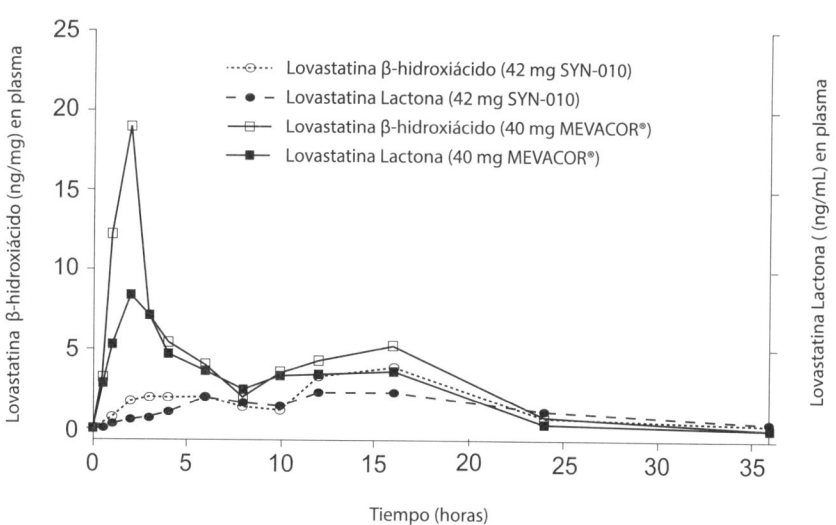

Absorción de diferentes tipos de lovastatinas en el tiempo.

En el tratamiento de SIBO H2S es muy conocido el papel del bismuto, que inhibe el sulfuro de hidrógeno y también el empleo de la rifaximina, que reduce el hidrógeno, que es, a su vez, el combustible para la producción de sulfuro de hidrógeno.

Asimismo, está bien establecido el papel del molibdeno, un cofactor necesario para la conversión del sulfuro en sulfato, y en ocasiones su déficit puede ocasionar este tipo de SIBO.

En el caso del tratamiento de un sobrecrecimiento fúngico se debería determinar a través de un aromatograma (como cuenta el estudio CRESBIOTIC mencionado previamente), en el que, a través de un estudio fecal, aíslen al hongo y lo enfrenten a diversos tratamientos, lo cual nos ayuda a determinar qué tratamiento es el más efectivo.

No obstante, si no podemos realizar la prueba, uno de los tratamientos más utilizados y eficaces es tomar metronidazol cada 8 horas y durante 10 días.

También podemos usar tratamiento natural. En este aspecto y bajo mi experiencia tratando hongos, el más efectivo es el aceite de orégano.

Tratamiento limpiador en función del tipo de sobrecrecimiento microbiano	
Tipo de sobrecrecimiento	**Tratamiento erradicador**
SIBO-HIDRÓGENO	**Antibiótico farmacológico:** Rifaximina. **Antibiótico natural (Herbáceos):** orégano, neem, quercetina.
IMO	– **Antibióticos farmacológico:** Rifaximina junto con metronidazol / neomicina. – **Antibiótico natural (Herbáceos):** Alicina, orégano. – **Levadura de arroz rojo/ lovastatinas.**
SIBO H2S	– **Antibiótico farmacológico:** Rifaximina. – **Antibiótico natural (Herbáceos):** orégano, neem, quercetina. – **Bismuto.** – **Molibdeno.**
SIFO	**Antibiótico farmacológico:** Metronidazol. **Antibiótico natural (Herbáceos):** aceite de orégano (valorar aromatograma).

En algunos casos, cuando existe un «SIBO rebelde», los microorganismos desarrollan biofilm (que es como un escudo protector para que los tratamientos erradicadores no funcionen). En el capítulo 4, la especialista en biofilms Mar Alonso, nos hablará de ello, ya que es necesario tenerlo en cuenta para una mayor eficacia del tratamiento.

2. Alimentación según el tipo de sobrecrecimiento intestinal. «Matar de hambre a nuestros enemigos»

¿Por qué necesitamos una dieta en el SIBO?

- **Reducir los síntomas,** mientras los tratamientos antimicrobianos comienzan a hacer efecto.

- **Aliviar la sintomatología** en aquellos **pacientes que presentan SIBO crónico** o presentan enfermedades que lo cronifican y queremos que no estén siempre dependiendo de los antibióticos.

- **Disminuir bastante los síntomas del llamado *die off,*** o la sintomatología resultante de la «muerte» con nuestros tratamientos.

- **Revenir la recidiva del SIBO,** junto con los procinéticos.

Es importante ponerse en manos con nutricionistas expertos, ya que lo que resulta muy efectivo para una persona puede no resultar efectivo para otra. Realmente existe un amplísimo grado de individualidad sobre qué tipo de carbohidratos son más molestos para cada persona con SIBO.

Los factores que influyen en el tipo de plan o alimentación que se debe realizar son:

- El tipo de microorganismo que esté en exceso.

- La localización de estas bacterias.

- La presencia de daños o alteraciones en la membrana intestinal.
- La capacidad del organismo en generar enzimas digestivas para realizar el proceso digestivo.
- Si hay presencia de hipoclorhidria.

Asimismo, es importante tener en cuenta los gustos, las alergias, las aversiones alimentarias, los hábitos, entre otros muchos factores, del paciente, para hacer un plan que genere adherencia, reduzca el riesgo de desnutrición y favorezca la reducción de la sintomatología.

> Es decir, siempre tenemos que realizar una personalización de la dieta para cada paciente, de forma que sepamos qué carbohidratos son mejor tolerados y cuáles desencadenan los síntomas. No es recomendable seguir las «dietas de cajón», «las dietas de *Google*» o la de mi vecina.

¿Por qué cuando tienes SIBO se te hincha todo? ¡Los hidratos de carbono fermentables tienen la culpa!

Los hidratos de carbono fermentables no son digeridos por los humanos, ya que necesitan a nuestros microorganismos para degradar, por lo que, en un contexto saludable, los alimentos ricos en fibra pasan por el intestino delgado y llegan al intestino grueso, donde tenemos mayor número de bacterias que se encargan de comer esa fibra y digerir a través de sus propias enzimas digestivas. En ese proceso generan gas, así como metabolitos antiinflamatorios que favorecen una mayor diversidad y mejor estado de la microbiota. ¡Estamos alimentando a nuestros microorganismos buenos!

> La fibra es el alimento principal y favorito de nuestras bacterias: sin fibra las bacterias más beneficiosas se morirían de hambre.

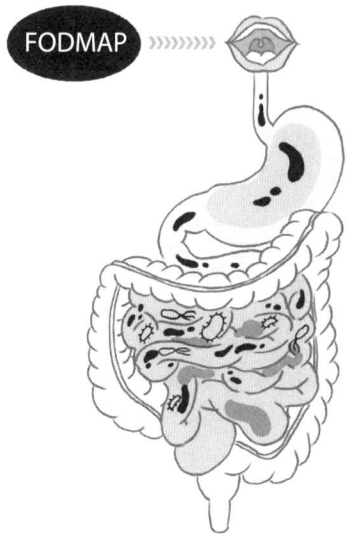

Proceso fermentativo
de los FODMAP.

Lo que ocurre cuando tenemos SIBO es que las bacterias del colon se han subido al intestino delgado (lugar que no está preparado para tanto microorganismo) y cuando tomamos alimentos ricos en fibra, al pasar por el intestino delgado los microorganismos van a empezar a comer ese alimento que les gusta y van a generar mucha cantidad de gas y este gas va a dar lugar a la sintomatología de hinchazón y gases.

¿Qué dieta debo hacer para reducir la hinchazón?

Una de las personas que más experiencia tiene a nivel mundial con este tipo de pacientes, la doctora Allison Siebecker, emplea una combinación de la llamada «dieta de carbohidratos específica» (*specific carbohydrate diet,* SCD por sus siglas en inglés) con la «dieta baja en FODMAP», a la que ha llamado «dieta específica para SIBO» (DeS).

Otras dietas aconsejables son: dieta bifásica, dieta *fast tract,* dieta Cedars-Sin, dieta baja en metano, dieta baja en azufre y dieta paleo, que analizaremos.

Lo fundamental en una dieta para esta patología es que se consiga al menos un 90% del alivio de la sintomatología y que no resulte demasiado restrictiva desde el punto de vista nutricional.

Si es un SIBO que produce una gran cantidad de hidrógeno (grave), la mejor y la más clara para seguir sería la dieta bifásica.

La *dieta bifásica,* de la doctora Nirala Jacobi, es una dieta progresiva de 3 fases en la que se van incorporando alimentos a medida que los intestinos sanan. Al principio se recomiendan verduras cocidas, fruta madura cocida, sin frijoles y muy pocas nueces, y se van introduciendo los alimentos conforme se va mejorando la sintomatología.

Si tenemos un SIBO moderado, podemos optar por la dieta SCD (specific carbohydrate diet) o dieta de carbohidratos específicos y la *Guía de alimentos específicos* para el SIBO.

El SCD tiene una tasa de éxito del 75% al 84%, si se sigue estrictamente. Originalmente utilizado para niños con enfermedad celíaca (como se definió antes del descubrimiento del gluten), se encontró que podían volver a comer una dieta sin restricciones después de seguir la dieta durante un año tras la desaparición de los síntomas.

Esta dieta es famosa por incluir alimentos lácteos sin lactosa, especialmente la introducción de yogur casero las 24 horas, así como la introducción de harina de nueces como sustituto de las harinas estándar de trigo y granos en productos horneados o empanados.

La *Guía de alimentos específicos* combina la dieta de carbohidratos específicos (SCD) y la dieta baja en FODMAP, e incluye nuestros aportes clínicos y varias modificaciones de las dietas originales. Según nuestra experiencia en el tratamiento de SIBO, hemos encontrado que esta combinación es la mejor para SIBO de tipo hidrógeno y específicamente mejor para aquellos que no obtienen un alivio adecuado de los síntomas con las otras dietas. Combina lo mejor de ambas dietas, reduciendo una gama más amplia de carbohidratos fermentables que cualquier otra dieta SIBO.

Según la doctora Allison Siebecker, en los más de doce mil pacientes que ha tratado con SIBO, el índice de eficacia es mayor del 80% y ella atribuye ese éxito a la combinación de estas dietas, que parece superior al resto de los planes nutricionales, aunque es la más restrictiva.

Dieta específica para SIBO (Analiza el grado de fermentación de los alimentos, desde bajo a muy alto)				
	BAJO	**MODERADO**	**ALTO**	**MUY ALTO**
FRUTA Escoger de **temporada.** Optar por frutas con **poco grado de maduración.**	<50 g frambuesa. 19 g arándano, fresa y <80 g mora. Cítricos: – Limón. – Lima. – Naranjas. – Mandarina. Uvas, guayaba, kiwi, ½ melón. 100 g papaya, maracuyá. 100 g piña, < 76 g granada ¼ taza de semillas higo chumbo.	3 unidades de cerezas. ½ pomelo. ½ melón. >100 g piña 30 g lichi.	Manzana. Albaricoque. Palta. >80 g arándanos. >50 g frambuesas. 6 unidades de cerezas. 207 g pomelo. Chirimoya. Dátil. Higo seco. Mango seco (tamarindo). Nectarina. Papaya. Pera. Caqui. Ciruela. 1 unidad/ 76 g de granada. Sandía.	Plátano. Mermelada/jalea comercial.

	BAJO	MODERADO	ALTO	MUY ALTO
VERDURA Preferiblemente de **temporada.** Presencia de **variedad de colores en la alimentación.**	Corazones de alcachofa. ¹⁄₈ taza de rúcula. Brotes de bambú. 2 rodajas de remolacha. ½ taza de brócoli. 2 unidades de coles de Bruselas. 98 g repollo. Zanahoria. Raíz de apio/ apionabo. Cebollín, pepino, berenjena. Endibia. ¼ taza de bulbo de hinojo, 10 unidades/ 25 g de judías verdes, lechuga, col, acelgas, aceitunas. Nabo sueco, cebolleta (parte verde), 5 vainas de guisantes. ¼ calabaza y calabacín. Tomate kumato.	1 espárrago. ¼ corazones de alcachofa. ½ /60 g taza de calabaza. ¾ repollo. ½ o 42 g puerro. 40 g pimiento: Chile. ¹⁄₃ taza de guisantes verdes. 150 g espinacas.	4 espárragos. Alcachofa. Palta. 4 rodajas de remolacha. ½ taza o 127 g *Bok Choy.* 1 taza brócoli. 114 g coles de Bruselas, repollo o coliflor. Apio. Hojas >3c de bulbo de hinojo. 1 puerro de 84 g. Hongos. ½ c/ 72 g guisantes verdes. 10 vainas de guisantes tirabeques. Cebolletas: (parte blanca). Chalote. Guisantes. ¾ taza de calabacín.	Brotes de soja. Maíz. Almidón en polvo. Maíz, patata, arroz, tapioca. Algas. Nabo. Castañas de agua. Yuca. Vegetales enlatados.
LÁCTEOS **Sin lactosa**	Manteca. Queso: fermentado 1 mes o más. Requesón seco, queso-yogur *ghee.* Yogur casero 24 horas.	Crema sin lactosa. ¼ taza de leche 100% sin lactosa.	Yogur comercial sin lactosa (pectina).	Kéfir comercial. Crema de leche. Crema agria comercial, yogur, requesón, queso fresco (feta, cheve, mozzarella fresca), ricota, queso crema.
LEGUMBRES	Lentejas: – ½ taza de doradas. – ¼ taza de verdes y rojas.	½ taza de lentejas verdes y rojas.	Judía blanca horneada. Guisante.	Garbanzo, frijoles, fabada, soja.

	BAJO	**MODERADO**	**ALTO**	**MUY ALTO**
FRUTOS SECOS Y SEMILLAS Preferiblemente **molidas y al natural.**	10 unidades de almendras. 15 g avellanas. 40 g nueces de macadamia. 28 g de maní. 22 g nueces. 1 cucharada/14 g piñones. 3 cucharadas/23 g semillas de calabaza. 1 cucharada/ 11 g semillas de sésamo. 6 g semillas de girasol. 10 unidades/22 g nueces. ¼ taza de leche de coco (sin espesantes).	Castañas. Un puñado de semillas de lino. 30 g avellanas. 40 g de nueces.	20 almendras. Anacardos. 100 g avellanas. 100 g piñones. 100 g pistachos. 100 g semillas de calabaza. 100 g semillas de sésamo. 100 g semilla de girasol.	Harina de semillas. Leche de coco con espesantes (goma guar, carragenato). Semillas de chía.
PROTEÍNAS/ CARNES	Tocino con miel. Caldo casero. Carne o tuétano huesos (sin cartílago). Huevos. Pescado. Cordero. Vísceras. Cerdo. Mariscos. Aves de corral.	Tocino con azúcar.	Caldo: hueso, cartílago casero.	Tocino con jarabe de maíz alto en fructosa. Carnes procesadas con almidones.
EDULCORANTES	Aspartamo. Ocasionalmente Glucosa/Dextrosa miel. Stevia pura (sin inulina) en pequeñas cantidades.	1 cucharadita de miel.	Miel de acacia, salvia o tupelo.	Jarabe de agave. Jarabe de Malta de cebada, jarabe de arroz integral, caña de azúcar. Azúcar de coco, fructosa en polvo, maíz rico en fructosa. Jarabe. Miel de maple. Melaza. Azúcar/sacarosa.

	BAJO	MODERADO	ALTO	MUY ALTO
BEBIDAS	Café 1 c día (débil), jugo de arándano puro, jugo de naranja fresco. 125 ml de jugo de frutas bajas en FODMAP. Té: negro (débil), manzanilla, jengibre, verde, hibisco, hierba de limón, mate, menta, rooibos, chai, escaramujo, agua.	Té verde < 2 tazas.	BEBIDAS COMUNES 125 ml de jugo de frutas altas en FODMAP. 125 ml de jugo de naranja.	BEBIDAS COMUNES. Té raíz de achicoria. Alcohol: – Brandy. – Sidra. – Ron oscuro. – Jerez. – Tequila. – Vino dulce. – Sake.

Para un SIBO leve, la dieta baja en FODMAP

La dieta baja en FODMAP ha sido creada por la doctora Sue Shepherd y el doctor Peter Gibson de la Universidad Monash, en Australia. En un principio se empleó para manejar el Síndrome de intestino irritable (no para sobrecrecimiento bacteriano). El gran problema que presenta esta dieta y la razón por la que su índice de éxito es menor que las anteriores es porque no retira los polisacáridos, que son los que poseen la cadena más larga de carbohidratos, como la fibra, el almidón y los mucopolisacáridos.

En la dieta baja en FODMAP se reducen los oligosacáridos, disacáridos, monosacáridos y polioles fermentables. Estos son tipos de carbohidratos de cadena que se encuentran en una variedad de alimentos que se absorben mal en el intestino delgado, absorben agua y fermentan en el colon.

Cuando existe una disbiosis o sobrecrecimiento en el intestino delgado, las bacterias fermentan rápido los FODMAP, liberando gas y generando hinchazón, dolor y diarrea, por lo que realizar una dieta baja en FODMAP permite reducir la sintomatología mientras se trata el SIBO.

La duración de dicha dieta es de 3-4 semanas; posteriormente, se trabajará en base a la sintomatología de la persona, tratando de aumentar la variedad de alimentos.

La dieta FODMAP tiene excelentes tasas de éxito para el intestino irritable, la enfermedad inflamatoria intestinal y otras afecciones gastrointestinales con síntomas similares.

Planteamiento de las comidas y cenas

Verduras

Verduras de consumo libre: tomate kumato, tallos de bimi, rúcula, espinaca, brotes de alfalfa, calabacín, kale, aceitunas, chirivía, bambú, zanahoria, pepinillos en vinagre, rábanos, endivias, aceitunas negras o verdes.

Proteína

Proteína de consumo libre: carne de pasto, pescados pequeños, huevos de gallinas en libertad (categoría 0) y mariscos. **Proteína limitada:** legumbres.

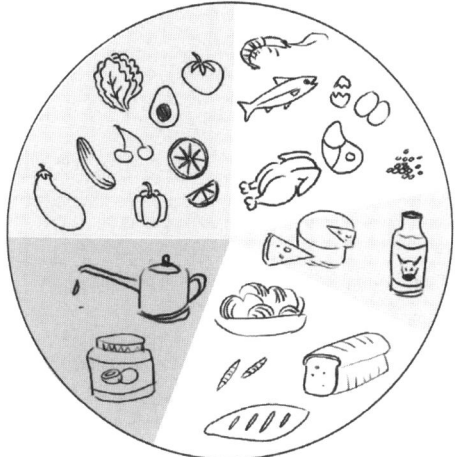

Lácteos

Optar por opciones procedentes de cabra y oveja sin lactosa y ecológicos, evitando productos de vaca.

Grasas

Priorizar aceite de oliva virgen extra y aceite de coco.

Carbohidratos

Se deberá evitar los carbohidratos que presenten gluten, **optando por una fuente de carbohidratos sin gluten y tubérculos.** Tratar de hacer **almidón resistente** con estos, para ello se deben dejar enfriar 24 horas en la nevera tras su elaboración.

Estructura de plato y alimentos presentes en la dieta baja en FODMAP.

Los alimentos permitidos y a evitar de la dieta baja en FODMAP			
	BAJO	**MEDIO**	**ALTO**
FRUTA Escoger de **temporada.** Optar por frutas con **poco grado de maduración.**	Guayaba. Higo chumbo. Kiwi verde o amarillo. Uva roja. Piña o papaya. Naranjas y mandarinas. Melón de cantalupo. Plátano poco maduro. Carambola. Melón verde. Kumquats. Zumo de limón y ralladura de cítricos. Frambuesas. Fruta de la pasión. Arándanos. Plátano deshidratado.	100 g pomelo ½ mango. 95 g coco fresco. 55 g granada. ½ aguacate mediano. ½ taza de coco deshidratado (el aceite de coco puede tomarse sin conteo). 15 g bayas de Goji deshidratadas.	Albaricoque. Breva cereza. Chirimoya. Ciruela. Dátil. Frutas desecadas y en conserva. Grosella. Higos frescos o deshidratados. Kaki Lichis. Manzana. Melocotón. Membrillo. Mora y zarzamora. Nectarina, paraguaya, pera, persimón. Sandía.
VERDURA Preferiblemente de temporada. Presencia de variedad de colores en la alimentación.	Tomate kumato y tomate enlatado. Tallos de bimi, brócoli. Edamame congelado. Lechuga roja, romana e iceberg, rúcula, espinaca, brotes de alfalfa, achicoria roja, berza, col china, *bock choy,* Berenjenas, setas de ostra, colinabo, maíz baby o mazorcas en lata. Judía verde, col, brotes de soja. Calabaza japonesa, remolacha encurtida. Pepino, pimiento rojo, calabacín, kale, aceitunas, chirivía, bambú, zanahoria, pepinillos en vinagre, rábanos, champiñones *baby* en lata, apio, nabo, endivias, aceitunas negras o verdes. Cebolla grande encurtida, chile verde o rojo. Jalapeño encurtido, tallo verde cebolleta, hojas de hinojo y jengibre.	60 g calabaza cacahuete (²/₃ taza). 50-55 g pimiento verde (½ taza). 15 g tomate seco (4 trozos pequeños). 10 g copos de wakame (2 cucharaditas).	Ajo. Apio. Bulbo de puerro. Cebolla. Champiñones. Coles de Bruselas, coliflor. Espárragos. Guisantes frescos y en conserva. Maíz. Portobello. Remolacha. Repollo *Savoy.* Setas *shiitake* y *enoki.*

	BAJO	MEDIO	ALTO
LÁCTEOS **Sin lactosa**	Yogur sin lactosa o a base de coco. Bebidas vegetales: almendra, arroz, quinoa, macadamia, cáñamo. Quesos: – Manchego, parmesano, pecorino, cheddar, Havarti, suizo. – Feta o Halloumi, ricotta, mozarella, Fresco, de cabra, Brie, halloumi o quark, Camembert.	Ver tolerancia individual al Kéfir y al yogur griego o entero natural sin azúcar de cabra/ oveja. ½ lata de leche de coco para cocinar.	Yogures de sabores, desnatados, de soja, para beber, cuajada, etc.
CEREALES **Sin gluten.** **Dejar enfriar** en la nevera tras su cocción.	Polenta hervida. Arroz basmati o rojo cocido. Quinoa roja, blanca o negra cocida. Sémola de avena o arroz. Harina de arroz, maíz, sorgo, *teff*, quinoa, trigo sarraceno, almidón de maíz, patata o tapioca. Copos de avena o quinoa, pan sin gluten 100 %, quinoa o trigo sarraceno, tortitas de maíz o arroz sin azúcar. Pan de maíz, pan de trigo sarraceno. Copos de arroz, maíz, trigo sarraceno o *teff* sin azúcar. Salvado de avena o arroz. Tubérculos: patata, boniato y yuca.	55 g trigo sarraceno en grano cocido (1/4 taza.) 2 rebanadas de pan de arroz con chía o de avena con masa madre. ½ taza de arroz inflado y avena instantánea.	Pan, pasta y harina de trigo, espelta, centeno, cebada, amaranto y kamut. Cereales con fruta, chocolate, muesli, granola, galletas, bollería.
FRUTOS SECOS Y SEMILLAS Preferiblemente **molidas y al natural.**	Castañas hervidas, asadas. Nueces de macadamia, pecanas, de Brasil. Cacahuetes. Pipas de calabaza. Piñones. Pipas de girasol. Semillas de chía, de cáñamo, amapola, lino, sésamo, crema *tahini*.	15 g de avellanas (10 unidades). 12 g de almendras (10 unidades).	Anacardos. Pistachos.
BEBIDAS	Agua, infusiones, té y café.	Según tolerancia y en contexto: – Cervezas sin gluten (1 caña). – Vino blanco, cava o *champagne* (1 copa). – Ginebra, vodka.	Whisky, ron, vino dulce, licores, zumos de fruta.

Dieta para evitar recidivas del SIBO

Dieta Cedars-Sinai fue creada por el doctor Mark Pimentel, que es otro de los grandes líderes de opinión en relación con la patología intestinal. Está elaborado para aquellos pacientes después de un tratamiento antimicrobiano para utilizarlo como una dieta de prevención de recaídas.

Dieta para SIBO y alteración del estado del ánimo

La dieta GAPS *(Gut and Psychology Syndrome Diet)*, de la doctora Natasha Campbell McBride, alteró ligeramente la dieta anterior de carbohidratos específicos para sus pacientes autistas en los que está especializada.

Dieta para SIBO y enfermedades autoinmunes

La dieta empleada para SIBO y enfermedades autoinmunes es la dieta paleo (en cualquiera de sus modalidades), que si bien es fundamentalmente utilizada para enfermedades autoinmunes, existen muchos pacientes y profesionales que la utilizan para el SIBO, así como la dieta antiinflamatoria.

Dieta para reducir las arqueas

La dieta baja en metano. Está indicada para personas con IMO leve; en casos de IMO moderado-grave se deberá combinar la dieta baja en metano con la dieta de carbohidratos específica o la dieta bifásica.

Es una pauta dietética en la que se reducen los alimentos que favorecen el sobrecrecimiento de las arqueas y el aumento de la concentración de metano en el intestino delgado, con la finalidad de reducir sintomatología mientras se establece un tratamiento causal.

Es recomendable tomar a diario especias como: tomillo, orégano, jengibre, canela, menta, cilantro, cúrcuma. También beber infusiones de cardo mariano e hinojo y tomar por la mañana una cucharadita de aceite de oliva virgen con limón en ayunas, vinagre de manzana en las comidas y zumo de limón con jengibre antes de las comidas.

Alimentos permitidos y a evitar en la dieta baja en metano		
	Evitar/moderar	**Priorizar**
FRUTA Máximo 3 piezas al día.	Fruta desecada, en almíbar, dátil, caquis, chirimoya, ciruela, uva, granada, pera, cereza, manzana, higo, kiwi y plátano, zumos.	El resto de las frutas (fresas, arándanos, frambuesas, aguacate, albaricoque, coco, papaya, melocotón, piña…).
GRASAS	Aceites vegetales refinados. Mantequilla industrial. Grasas trans usadas en bollería industrial. Margarina.	Aceite de oliva virgen extra «primera presión en frío o extracción en frío». Aceite de coco virgen extra. Aguacate. Frutos secos preferiblemente con cáscara y semillas trituradas.
CARNES	Carne procesada (embutidos, fiambres, salchichas) y rojas (vaca, cerdo, cordero).	Carnes magras de pollo, pavo y conejo.
PESCADOS/ MARISCOS/ HUEVOS	Pescados de gran tamaño y preparados de pescado.	Pescados blancos, azules y mariscos (sardinas, sepia, salmón, hígado de bacalao) preferiblemente de pequeño tamaño y salvajes. Huevos ecológicos de categoría 0.
VERDURA	Se valora según síntomas y tolerancia individual: – En IMO leve no restricción. – En IMO moderado se tomarán verduras bajas en FODMAP. Preferiblemente de temporada y agricultura ecológica y variedad de colores.	
LÁCTEOS	Lácteos y productos derivados de vaca, cabra y oveja.	Bebidas vegetales.
CEREALES/ TUBÉRCULOS/ LEGUMBRES	Cereales con gluten: – Productos y alimentos derivados del trigo, cebada, espelta, centeno. Legumbres como lentejas, garbanzos, alubias.	Cereales sin gluten (según tolerancia individual): – Arroz basmati, trigo sarraceno, quinoa, avena y tubérculos realizando fibra prebiótica (dejar enfriar 24 horas en la nevera la fuente de hidrato de carbono —cereal, legumbre, tubérculo— para que el almidón gelifique).
BEBIDAS	Zumos, refrescos, bebidas alcohólicas.	Agua, infusiones, té verde, refresco kombucha, agua de kéfir, agua de mar.

Dieta para reducir las bacterias sulfato-reductoras en el SIBO H2S

Dieta baja en azufre. Indicada para el paciente con SIBO de sulfuro de hidrógeno y con un exceso de síntomas asociados a exceso de azufre; se deberá adaptar según la gravedad de la sintomatología.

La dieta baja en azufre es una pauta dietética en la que se reducen los alimentos que favorecen el sobrecrecimiento de las bacterias sulfurreductoras *y los gases tóxicos* generados por estas, con la finalidad de reducir sintomatología mientras se establece un tratamiento causal.

Dieta con los alimentos aconsejados y a evitar en el SIBO por sulfuro		
	Evitar/moderar	**Priorizar**
FRUTA Máximo 3 piezas al día.	Fruta desecada, en almíbar, dátil, caqui, chirimoya, granada, higo, zumos, naranja, mandarina.	El resto de las frutas (fresas, arándanos, frambuesas, aguacate, albaricoque, coco, papaya, melocotón, piña...).
GRASAS	Aceites vegetales refinados Mantequilla industrial. Grasas trans usadas en bollería industrial. Margarina. Anacardos.	Aceite de oliva virgen extra. Aceite de coco virgen extra. Mantequilla de *ghee*. Aguacate. Frutos secos y semillas trituradas.
CARNES	Carne procesada (embutidos, fiambres, salchichas) y rojas (vaca, cerdo, cordero).	Carnes magras de pollo, pavo y conejo.
PESCADOS/ MARISCOS/ HUEVOS	Pescados de gran tamaño y preparados de pescado. Huevos ecológicos de categoría 0 (máximo 5 por semana).	Pescados blancos, azules y mariscos (sardinas, sepia, salmón, hígado de bacalao) preferiblemente de pequeño tamaño y salvajes.
VERDURA	Crucíferas (col, brócoli, coliflor). Aliáceas (ajo, cebolla, puerro).	El resto de las verduras.

	Evitar/moderar	Priorizar
LÁCTEOS	Lácteos y productos derivados de vaca.	Bebidas vegetales de frutos secos como de almendras y avellanas. Lácteos y productos de cabra y oveja
CEREALES/ TUBÉRCULOS/ LEGUMBRES	Cereales con gluten: productos y alimentos derivados del trigo, cebada, espelta, centeno. Legumbres como lentejas, garbanzos y alubias.	Cereales sin gluten: (arroz basmati, trigo sarraceno, quinoa y avena) y tubérculos realizando fibra prebiótica: dejar enfriar 24 horas en la nevera la fuente de hidrato de carbono (cereal, legumbre, tubérculo) para que el almidón gelifique.
BEBIDAS	Zumos, refrescos, bebidas alcohólicas.	Agua, infusiones, té verde, refresco kombucha, agua de kéfir, agua de mar.

Dieta *Anticandida:* dieta baja en hidratos

Se utiliza en caso de SIFO, los hongos se alimentan de azúcar, por lo que se pretende eliminar los hidratos de carbono para matar el hongo de hambre.

En una primera fase se van a reducir los alimentos ricos en hidratos de carbono descritos en la siguiente tabla y consumir a diario: aceite de coco, semillas de calabaza, tomillo, orégano, ajos y dos nueces de Brasil para controlar el sobrecrecimiento fúngico.

Dieta baja en hidratos de carbono		
	Evitar/moderar	Priorizar
FRUTA Máximo 2 piezas al día.	Fruta desecada, en almíbar, dátil, caquis, chirimoya, ciruela, uva, granada, pera, cereza, manzana, higo, kiwi, plátano y zumos.	El resto de frutas: – Cítricos (naranja, mandarina, limón) – Frutos rojos (fresas, arándanos, frambuesas), aguacate, albaricoque, coco y papaya. Preferiblemente de temporada.

	Evitar/moderar	Priorizar
GRASAS	Aceites vegetales refinados. Mantequilla industrial. Grasas trans usadas en bollería industrial. Cacahuetes y pistachos.	Aceite de oliva virgen extra. Aceite de coco virgen extra. Aguacate. Frutos secos y semillas trituradas.
CARNES	Carne procesada (embutidos, fiambres, salchichas).	Pollo, pavo, conejo, ternera, cerdo ibérico, avestruz o pato.
PESCADOS/ MARISCOS/ HUEVOS	Pescados de gran tamaño y preparados de pescado.	Pescados blancos, azules y mariscos (sardinas, sepia, salmón, hígado de bacalao) preferiblemente de pequeño tamaño y salvajes. Huevos ecológicos de categoría 0.
VERDURA	Champiñones, setas, calabaza, zanahoria, remolacha y berenjenas.	El resto de las verduras.
LÁCTEOS	Lácteos y productos derivados de vaca, cabra y oveja. Bebidas vegetales de arroz o avena.	Bebidas vegetales de frutos secos como de almendras, alpiste, quinoa, avellana, nuez y coco (sin azúcares añadidos).
CEREALES/ TUBÉRCULOS/ LEGUMBRES	Cereales con gluten (trigo, espelta, cebada, centeno, etc.) refinados. Tubérculos (patatas, boniato).	Según tolerancia y contexto: Legumbres (lentejas, garbanzos alubias, etc.) y cereales sin gluten (trigo sarraceno, quinoa, arroz, etc.) realizando fibra prebiótica (cocinar el cereal/legumbre y consumir tras dejar enfriar 12 horas).
BEBIDAS	Zumos, refrescos, bebidas alcohólicas.	Agua, infusiones, té verde, refresco kombucha, agua de kéfir, agua de mar.

Dieta según el tipo de sobrecrecimiento microbiano	
Tipo de sobrecrecimiento y gravedad	**Dieta**
SIBO-H o IMO grave.	Dieta bifásica.
SIBO-H o IMO moderado.	SCD y la Guía de alimentos específicos para el SIBO.
SIBO-H leve.	Dieta baja en FODMAP.
IMO leve.	Dieta baja en metano.
SIBO H2S	Dieta baja en azufre.
SIFO	Dieta baja en hidratos de carbono o dieta cetogénica.
SIBO erradicado y queremos prevenir recaídas.	Dieta Cedars-Sinai.
	Dieta Paleo (en patologías autoinmunes).
	Dieta antiinflamatoria (fortalece el sistema inmunológico).
	Dieta GAPS (si existe neuroinflamación).

Es importante recalcar la importancia de ponerse en manos de un nutricionista experto en el proceso de regular la alteración intestinal para poder personalizar la dieta a los síntomas, tipo de disbiosis, edad, sexo, comportamiento alimentario, gustos, preferencias, actividad física, metabolismo o si hay que tener presente patologías o intolerancias/alergias. Las tablas son totalmente orientativas, en consulta, cada paciente adquiere su "tabla" y su "dieta personalizada" que se va modificando conforme se regula la alteración en la microbiota.

3. Utilizar probióticos adecuados

En los últimos años, el uso de probióticos ha sido un foco en la investigación, la prevención y el tratamiento de diversas patologías como el cáncer colorrectal, la diarrea aguda, la EII, Síndrome del Intestino Irritable (SII), cólicos y la intolerancia a la lactosa.

En el año 2001 científicos internacionales que trabajan para la OMS y/o la FAO acotaron el concepto de *probiótico* a la siguiente definición: «Conjunto de microorganismos vivos que confieren beneficios a la salud en el huésped al administrarse en las cantidades adecuadas». Este concepto incluye una amplia gama de aplicaciones y microorganismos, a la vez que muestra la esencia de los probióticos: beneficiosos para la salud, microbianos y viables.

Las especies *Bifidobacterium* y *Lactobacillus* son las más empleadas como probióticos. Los probióticos crecen y aumentan su actividad con los prebióticos, que son ingredientes alimentarios presentes en la dieta fundamentalmente como polisacáridos y oligosacáridos que el organismo huésped no puede digerir e influencian positivamente a los microorganismos comensales.

En relación con la evidencia científica:

a) Hay un alto grado de evidencia científica que afirma que los probióticos mejoran las siguientes condiciones:

- **Intestino irritable** (reducen los gases, hinchazón, diarrea, estreñimiento y dolor abdominal).

- **Enfermedad inflamatoria intestinal** (Enfermedad de Crohn y colitis ulcerosa).

- Ánimo (depresión y ansiedad).

- **Desequilibrios** (SIBO, *H Pylori, Candida*, hongo y patógenos)

- **Intestino permeable y permeabilidad.**

- **Infecciones:** vaginales, del tracto urinario y caries.

b) Hay un menor grado de evidencia científica, pero resulta alentador para:

- **La función cognitiva.**

- **La salud hormonal** (tiroides, SOP, endometriosis).

- **Alergias** (intolerancias a los lácteos y las alergias estacionarias).

- **Enfermedades autoinmunes.**

- **Alteraciones metabólicas.**

- **Alteración en el sueño.**

- **Esclerosis múltiple.**

- **Colesterol, presión arterial y pérdida de peso.**

¿Deberíamos usar probióticos para erradicar un SIBO?

Es una pregunta frecuente en el abordaje, ya que si tenemos un exceso de bacterias, ¿cómo vamos a tomar más? Cabría pensar que voy a tener un mayor número de bacterias y perjudicaría el reducir los síntomas tan molestos. Sin embargo, se ha demostrado que los probióticos son eficaces en el tratamiento del SIBO e incluso podrían ser más efectivos que el tratamiento farmacológico. Además, se observó que los probióticos son más eficaces en pacientes con SII y SIBO que los que solo tienen SIBO. Asimismo, también favorecen el estado de la mucosa intestinal, es decir, son eficaces para regular la permeabilidad intestinal y reducir la inflamación generalizada.

Si lo que tenemos es un sobrecrecimiento fúngico, el efecto es el mismo, los probióticos van a ser más eficaces que los antimicóticos.

Es el caso, por ejemplo, de personas que toman probióticos o incluso kéfir y no los toleran bien (dolor abdominal, flatulencia…); es probable que tengan sobrecrecimiento de algún patógeno y primero (o al mismo tiempo) hay que disminuir la cantidad de microorganismos patógenos.

¿Por qué los probióticos nos ayudan a fortalecer la salud?

En primer lugar, los probióticos ayudan a aumentar la diversidad de la microbiota, favorecen la inmunorregulación, ya que tienen propiedades protectoras, es decir, detectan que hay un desequilibrio, y tratan de regular para favorecer «la buena relación» entre los microorganismos, que se asocia con un menor estado inflamatorio a nivel general. Por otra parte, al favorecer una mayor mucosa muconutritiva, se reduce el daño en el revestimiento intestinal, lo que genera una permeabilidad adecuada y fomenta el crecimiento de microorganismos «buenos» en tu intestino.

En pocas palabras, los probióticos pueden ayudar a mejorar el equilibrio de los organismos en el intestino, reducir la actividad excesiva del sistema inmunológico y reducir la inflamación que muchos de nosotros sufrimos, ya que un aumento de bacterias intestinales «malas» da lugar a una hiperactividad del sistema inmune e inflamación. Y la inflamación es la que da lugar a los síntomas como fatiga, insomnio, desequilibrio en las hormonas sexuales —tanto femeninas como masculinas—, problemas de autoinmunidad, hipotiroidismo, acné, niebla mental, además de aumentar el riesgo a sufrir enfermedades a las que tengamos cierta predisposición genética, así como a procesos oncológicos.

Probióticos en el sobrecrecimiento microbiano

En hongos, *Candida* y parásitos también se ha observado que los probióticos no solo combaten las bacterias malas, sino que son antifúngicos y antiparasitarios.

En un estudio de 181 bebés, los probióticos fueron tan eficaces como la nistatina (una medicación antimicótica estándar) en reducir la infección por hongos y mejorar las intolerancias alimentarias.

Dos estudios muestran que los probióticos pueden ser más eficaces que un fármaco antiparasitario estándar en el tratamiento de *Blastocystis hominis* e infecciones por *Giardia*.

Probióticos para tratar neuroinflamación asociada a intestino permeable cuando tenemos un sobrecrecimiento

La inflamación en los intestinos también puede causar inflamación en el cerebro, por la conexión entre el eje-intestino-cerebro.

Se reconoce cada vez más la ruta de comunicación bidireccional, homeostática, entre la microbiota, el intestino y el cerebro que, si es disfuncional, aumenta el riesgo de consecuencias fisiopatológicas, influyendo en el desarrollo de trastornos psiquiátricos y neurológicos como la ansiedad y depresión.

El número de neuronas en el sistema nervioso entérico (de nuestro intestino) es mayor que en toda la médula espinal. Además, posee una elevada y autónoma actividad electroquímica neuronal, similar a la actividad cerebral. Estas neuronas también son capaces de sintetizar hormonas, neurotransmisores y otras sustancias químicas (acetilcolina, noradrenalina, benzodiacepinas (BZD), dopamina, serotonina, péptido intestinal vasoactivo, óxido nítrico o ácido gamma-aminobutírico (GABA). Asimismo, la microbiota intestinal tiene capacidad para alterar la producción endógena de estos, modificando su expresión o la expresión de los receptores, lo que genera cambios neuroquímicos que se manifiestan con cambios en el comportamiento, reduciendo los síntomas de depresión y/o ansiedad.

Los efectos beneficiosos de los probióticos se caracterizan por mejorar la permeabilidad intestinal, reducir moléculas proinflamatorias en el intestino, favorecer la correcta síntesis de neurotransmisores —GABA o serotonina— y modular el eje hipotálamo-hipófisis-adrenal (HPA), lo que favorece la correcta comunicación entre el intestino y el cerebro.

¿Todos los probióticos son iguales? ¿En qué debo fijarme a la hora de adquirir probióticos?

No todos los probióticos son iguales, hay múltiples tipos de probióticos de diversas familias y cepas que se indican para condiciones particulares, además, deben ser de calidad.

¿Cómo encontrar el probiótico más adecuado?

Las 4 categorías de tipos de probióticos			
CATEGORÍA 1	**CATEGORÍA 2**	**CATEGORÍA 3**	**CATEGORÍA 4**
Productores de ácido láctico: *Lactobacillus.* *Bifidobacterium.* *Strepococcus.* *Termófilos.* *Pediococcus.*	*Saccharomyces. Boulardii.*	Probióticos involucrados en la formación de esporas: *Bacilo.* *Coagulantes.* *Bacillus.* *Subtilis.*	*E. Coli Nissle 1917.*

Lo ideal es tomar un probiótico que presente los microorganismos de las tres primeras categorías. El probiótico se puede tomar con o sin alimentos, en cualquier momento del día y si se va a empezar a tomar antibióticos.

Probióticos en los alimentos

La dieta es una gran fuente de probióticos. La limitación que existe en relación con los suplementos es que es más difícil tomar la misma dosis de bacterias que las que puedes encontrarte en un suplemento y que, en ocasiones, no llegan a colonizar en el intestino grueso.

Alimentos probióticos y las especies bacterianas que lo integran	
Alimento	**Especies**
Chucrut	Leuconostoc mesenteroides. Lactobacillus brevis. Pediococcus pentosaceus. Lactobacillus plantarum.
Yogur	Lactobacillus acidophilus. Estreptococo termófilo. Lactobacillus delbrueckii subsp. Bulgarico.
Encurtidos	Lactobacillus casei. Lactobacillus rhamnosus. Lactobacillus plantarum. Lactobacillus brevis.
Kéfir	Lactobacillus brevis. Lactobacillus acidophilus. Lactobacillus casei. Lactococcus lactis. Saccharomyces cerevisiae.
Kimchi	Weissella koreensis. Lactobacillus sakei. Lactobacillus graminis Weissella cibaria. Leuconostoc mesenteroides.

4. Corregir alteración en el aparato digestivo (hipoclorhidria, insuficiencia pancreática exocrina y disfunción biliar)

El aparato digestivo es un órgano con propiedades inmunorreguladoras que capta los nutrientes del exterior y selecciona el paso de sustancias incorporadas a nuestro interior. Además, tiene una estrecha conexión con el sistema nervioso y el cerebro (se estima que el 70% de las neuronas que están en el sistema nervioso periférico están en el aparato digestivo) y por ello, en periodos de estrés, el cerebro no activa el proceso digestivo y hay una mayor probabilidad de hacer malas digestiones o «tener el estómago cerrado» o sentir «mariposas en mi estómago».

El aparato digestivo está formado por diferentes estructuras: la boca, el estómago, el intestino delgado, el páncreas, la vesícula biliar, el hígado y el intestino grueso. Cada parte que lo integra cumple una función y su disfunción puede dar lugar a sintomatologías o malas digestiones.

La hipoclorhidria, la insuficiencia pancreática exocrina y la disfunción biliar nos podrían llevar a un sobrecrecimiento microbiano, así como una amplificación de este.

Para entender mejor estas alteraciones, vamos a explicar cómo ocurre el proceso digestivo.

El inicio de la digestión: la masticación

En primer lugar, empezaremos con la *boca*. La boca es la primera barrera de defensa en el aparato digestivo; su función principal es la masticación, deglución y fluidificación para facilitar su posterior degradación en el estómago, así como facilitar su circulación. Por lo tanto, para empezar bien el proceso digestivo debemos parar *y masticar correctamente los alimentos, dedicando al menos 30 minutos en la comida.*

El proceso digestivo y la secreción de HCL

Tras generar el bolo alimenticio, el alimento desciende al *estómago* que empieza la digestión mecánica (mueve el bolo a través de movimientos peristálticos hacia el duodeno) y la digestión química (se degradan los alimentos a través de la *secreción de ácido clorhídrico+pepsina,* que van a ser el estímulo para que, posteriormente, actúen enzimas y ácidos biliares, va a favorecer la absorción de micronutrientes y evita la entrada de microorganismos alterantes).

La falta de ácido clorhídrico o la hipoclorhidria es un hecho que se asocia a la supervivencia de microorganismos «malos». ¿Por qué? Porque el ácido tiene propiedades antimicrobianas, además de ser un activador del proceso digestivo, por lo que, sin ácido, el páncreas no secreta enzimas digestivas y la bilis no emulsiona las grasas, por lo que no se hará bien la digestión y habrá digestiones lentas, hinchazón, eructos, gases, problemas en la absorción de vitaminas (vitaminas complejo B como la B_{12}), lo cual puede afectar a nivel psicológico, ya que la carencia de B_{12} genera daños irreversibles a nivel cerebral y la carencia de minerales (hierro, cromo, zinc, manganeso) favorece tener uñas o piel más frágil. También hay mayor entrada de tóxicos, microorganismos alterantes y se favorecen los sobrecrecimientos bacterianos, como la presencia de *Helicobacter pylori*.

¿Cómo saber si presentamos hipoclorhidria cuando tenemos un SIBO?

Hay diferentes formas de saberlo: a través de la clínica, valorando niveles de gastrina a nivel intestinal, haciendo pruebas de provocación y reacción al administrar HCL y observando la sintomatología del paciente; o bien través de la realización de un test casero denominado «test de bicarbonato».

Este test consiste en beber un vasito de agua con una cucharadita de bicarbonato en ayunas y anotar el tiempo en eructar.

Lo ideal es que, al tomar el agua con bicarbonato, eructemos (ya que se centra en la reacción química asociada a juntar un ácido —HCL del estómago— con una base —bicarbonato—, por lo que cabe esperar que se genere un gas —eructo—). Si la persona no eructa en menos de 5 minutos, se establece que esa persona puede no secretar correctamente el HCL.

Desde nuestro punto de vista, es más importante valorar la clínica del paciente.

Vamos a recordar algunos síntomas asociados al proceso de hipoclorhidria:

¿Qué signos/síntomas son característicos?

• Hinchazón precoz tras comer.

• Acidez.

- Náuseas.
- Dolor de estómago.
- Déficit de hierro, magnesio, cobre y zinc.
- Alteración con la histamina (rosácea).
- Pérdida de cabello.
- Mala absorción de hormonas tiroideas.

Una vez que se ha identificado la presencia de hipoclorhidria, debemos tratarla para mejorar sintomatología y reducir el número de factores asociados al SIBO.

En primer lugar, hay que tener en cuenta los aspectos que se asocian a la hipoclorhidria para tratar de modificarlos:

- **Consumo de antiácidos como IBP.** Reducirlos o quitarlos si es posible.
- **Infecciones** *helicobacter*/ **inflamación o daño en la membrana/mucosa.** Tras pasar *helicobacter,* es muy común padecer hipoclorhidria (debido al daño generado en la mucosa). Si ya no lo presentamos y tenemos hipoclorhidria, habría que dar soporte a la mucosa del estómago con suplementos regeneradores (aloe vera, zinc-carnosina, melena de león, etc.) de los que hablaremos en puntos posteriores del libro.
- **Estrés crónico, comer estresado o rápido.** Comer con atención plena, dedicando 30 minutos a la comida y en un estado de tranquilidad.
- **Consumo bajo de proteínas.** Consumir en las comidas principales una fuente de proteínas (carne, pescado, huevos, marisco…).

Además de tener en cuenta los factores asociados a la hipoclorhidria, *hay consejos que ayudan a estimular la sección ácida:*

- **Tomar 1-2 cápsulas de betaína con pepsina** en comidas y cenas.
- **Espaciar comidas** (preferiblemente hacer tres comidas al día) y hacer un ayuno de 12 horas nocturno.
- **Tomar una infusión de hierbas** posteriormente (tratando de que esté concentrada).
- **Consumir** en comida y cena **una porción de proteína.**

- **Evitar tomar antiácidos** si realmente no son necesarios.

- **Comer despacio y en estado de calma** (para que el cerebro active el proceso digestivo).

- **Evitar grandes cantidades de agua en las comidas.**

- **Tomar suplementos que ayuden a regenerar mucosas dañadas** (como aloe vera, melena de león o zinc-carnosina).

- 30 minutos antes de las comidas **tomar un vaso de agua con una cucharada de vinagre de manzana** o un chorrito de limón.

La absorción de nutrientes en el intestino delgado

Una vez que el bolo alimenticio se ha degradado en el estómago, pasa al *intestino delgado,* formado por el duodeno, yeyuno e íleon, donde se da lugar el proceso de absorción de nutrientes. Cuando tenemos un sobrecrecimiento de microorganismos u otra alteración que genera inflamación en esta región (como una celiaquía), se reduce significativamente el proceso de absorción y, por lo tanto, hay alto riesgo de deficiencia nutricional.

En el yeyuno se absorben la mayoría de nutrientes, en el duodeno los minerales y en el íleon las grasas y vitaminas liposolubles.

El ácido clorhídrico estimula *el páncreas y la vesícula biliar.*

El *páncreas* es el encargado de producir enzimas: proteasas, lipasas, amilasas y anhídrido de carbono, que irán a la fracción duodenal del intestino delgado. Las enzimas se encargan de degradar los lípidos, hidratos de carbono simples y proteínas al romper los enlaces que lo forman. En SIBO es común tener una alteración en la secreción de enzimas.

Algunos síntomas característicos son:

- Esteatorrea y alimentos no digeridos en heces (heces con grasa: podemos identificarlo si nuestras heces se ven brillantes y tienen fragmentos de comida sin digerir).

- Diarrea.

- Ruidos en el estómago.
- Dolor abdominal.
- Mal aliento.
- Náuseas.
- Pérdida de peso (asociado a la mala absorción).
- Fatiga.

Si nos sentimos identificados con los síntomas, debemos llevar a cabo:

- Dieta baja en antinutrientes.
- Reposo digestivo.
- Suplementación con enzimas en las comidas principales.
- Favorecer una correcta secreción ácida siguiendo los consejos mencionados previamente.

> La *vesícula biliar* genera bilis que se encarga de emulsionar las grasas con ayuda de las enzimas digestivas. Si la vesícula biliar no funciona bien, los alimentos no van a terminar de absorberse en el intestino delgado.

Las alteraciones biliares son muy comunes cuando existe un sobrecrecimiento de arqueas (es decir, en el IMO) y aumentan la probabilidad de piedras en la vesícula biliar o conductos biliares.

Algunos síntomas que nos pueden encender las alarmas son:

- Presencia de eructos con sabor a grasa.
- Mala tolerancia a las cápsulas de omega-3 (repiten).
- Intolerancia a las grasas.
- Náuseas y vómitos.
- Problemas dermatológicos.
- Heces brillantes o amarillentas.

- Tendencia a estreñimiento.

- Dolor intenso en la parte superior derecha 20-30 minutos después de comer.

¿Qué podemos hacer para regular la producción biliar?

- Acidificar el estómago aportando betaína+pepsina y llevando a la práctica los consejos de hipoclorhidria, explicados con anterioridad.

- Tomar una cucharadita de aceite de oliva virgen con limón en ayunas.

- Asegurar un buen aporte de vitamina C y Q10.

5. Uso de los procinéticos

Una vez restaurado el desequilibrio en nuestra microbiota, o eliminado el exceso de bacterias patógenas, ¿cómo lo mantenemos?

Sabemos que el SIBO se puede desarrollar debido a un problema de motilidad y a la ausencia de las ondas limpiadoras en el intestino delgado (complejo motor migratorio, CMM).

Una parte clave del tratamiento con SIBO es la prevención de la recaída. Dos tercios de los casos de SIBO son crónicos, lo que significa que la mayoría de los pacientes recaerán y SIBO recidivará incluso habiendo sido tratado con éxito. El tiempo promedio de recaída en los estudios es de unos dos meses.

El uso de un procinético puede ayudar a prolongar el tiempo entre las recaídas. *Procinético* quiere decir literalmente que «ayuda al movimiento», con lo cual su misión es estimular el complejo motor migratorio, que barre las bacterias del intestino delgado. Los procinéticos no eliminan SIBO, pero ayudan a mantener las mejoras obtenidas con el tratamiento, evitando el retroceso, al menos durante algún tiempo. Diversas investigaciones han demostrado que las recaídas se pueden reducir de cuatro hasta ocho meses con el uso de un procinético.

Sin embargo, muchos profesionales todavía no conocen y no usan ampliamente los procinéticos, o no los usan correctamente.

Lo fundamental que tenemos que saber en el uso de los procinéticos es que estos fármacos o productos deben iniciarse, ya sea el día después o a los pocos días después de terminar el tratamiento antibacteriano (bien farmacéutico, antibióticos herbáceos o dieta, o preferiblemente las tres), para mantener la mejoría obtenida y prevenir retroceso.

Esta es la razón por la que se recomienda tomar el procinético al mismo tiempo que se le da el tratamiento antibacteriano. No dejemos el procinético para la siguiente cita. Es mejor comenzarlo inmediatamente después de que termine el tratamiento antibacteriano. También se podría comenzar antes o durante el tratamiento antibacteriano (solo esperar, en todo caso, hasta después de la prueba SIBO).

La mayoría de los pacientes con SIBO necesitan múltiples rondas de tratamiento para eliminar su SIBO. Con suerte, unos pocos se eliminan con una ronda de tratamiento («uno y listo») pero la mayoría necesita varias rondas («tiempo y mejoría»). Cuando evaluamos entre las rondas para ver cómo va y decidimos qué hacer a continuación, no queremos que retrocedan por ese tiempo «entre citas». Este es un momento clave para usar un procinético.

El tiempo de retroceso entre las rondas de tratamiento es de dos semanas. Dos semanas no es mucho tiempo, salvo que exista un problema de citas (reprogramación, retrasos, etc.), porque aquí es donde el paciente recae, así que es mejor que se lo lleve ya pautado en la primera consulta.

> Los fármacos llamados procinéticos estimulan estas ondas de limpieza y son habitualmente recetados para el estreñimiento, ya que estimulan el movimiento intestinal.

Sin embargo, en el SIBO lo que realmente queremos es más ondas limpiadoras, lo cual implica que las necesitamos no solamente por las mañanas, como en el caso del estreñimiento, sino también fuera de las comidas, que es en realidad cuando tienen lugar dichas ondas.

Por ello se suele recomendar tomarlos por la noche, ya que de esta manera estimulan el movimiento en el intestino delgado, pero sin causar diarrea.

Existen dos fases en el intestino delgado, una durante la ingesta y otra durante el ayuno

En la primera fase, tras la ingesta el estómago se contrae y mezcla la comida con los jugos digestivos para digerirlos a nivel de nutriente básico.

La segunda fase implica funciones limpiadoras rítmicas para que aquellas partes no digeribles de la comida se muevan en el intestino hasta la siguiente parte del mismo, y esta es la parte que nosotros queremos estimular con los fármacos procinéticos.

- **Opciones farmacológicas**

✓ Dosis bajas de naltrexona (LDN): 2,5 mg para los tipos de diarrea o 5 mg para tipos de estreñimiento, a la hora de acostarse.

✓ Dosis bajas de eritromicina: 50 mg a la hora de acostarse. Composición necesaria para esta dosis baja, o cuarto de píldora de 250 mg para obtener 62,5 mg, a la hora de acostarse.

✓ Existen estudios sobre un medicamento agonista de receptor 5HT4 de serotonina, *Tegaserod* (*Zelnorm* 2-6mg) que mostraron mayor éxito que eritromicina al prolongar la remisión de SIBO, fundamentalmente en aquellos con estreñimiento persistente. *Prucalopride* no se ha estudiado para SIBO, pero tiene el mismo mecanismo de acción, mayor selectividad del receptor, mejor perfil de seguridad y excelente efectividad.

Debido a todo esto, se utiliza *Prucalopride* en lugar de *Tegaserod*.

✓ *Prucalopride (Motegrity/Resolor/Resotran)*: 0,5-1 mg a la hora de acostarse.

- **Opciones naturales**

  Ninguno de los procinéticos naturales ha sido estudiado para SIBO, pero tanto el *Iberogast* (una combinación de herbáceos sin jengibre) y Raíz de jengibre se han manifestado muy eficaces:

  ✓ *Iberogast* 30-60 gotas a la hora de acostarse.

  ✓ Raíz de jengibre 1000 mg a la hora de acostarse.

  Algunas fórmulas procinéticas que contienen jengibre:

  - *Prokine (Vita Aid)*: 1-3 cápsulas a la hora de acostarse.

  - *Motil Pro* (Encapsulaciones Puras): 2-3 tapas a la hora de acostarse.

  - Activador de la Motilidad (Terapéutica Integrativa): 2 cápsulas a la hora de acostarse.

  - Complejo de Motilidad GI (Ciencia de enzimas): 2-3 tapas a la hora de acostarse.

  - SIBO-MMC *(Priority One)*: 3 cápsulas a la hora de acostarse.

6. Potenciar el sistema inmunológico

El sistema inmunológico es el conjunto de proteínas, células, tejidos y órganos que se encargan de distinguir lo que es propio y extraño. Se comportan como si fueran vigilantes en nuestro cuerpo, se encargan de identificar alterantes y destruirlos evitando que enfermemos.

Cuando tenemos SIBO, suele existir un contexto inflamatorio y (en la mayoría de los casos) un sistema inmunológico alterado que trata de regular la alteración que se está produciendo. A veces lo consigue y salimos de SIBO, pero a veces este sistema inmunológico se cansa de luchar y reduce sus defensas, favoreciendo la inflamación crónica, aumentando el riesgo de recaídas y complicaciones.

Por ello, en casos de SIBO muy recurrentes, en intestinos irritables (o SIBO post-infección) y cuando existe una patología autoinmune, es muy importante aportar inmunonutrientes claves que ayuden a nuestro sistema inmunológico a hacer frente todas las alteraciones que se están produciendo.

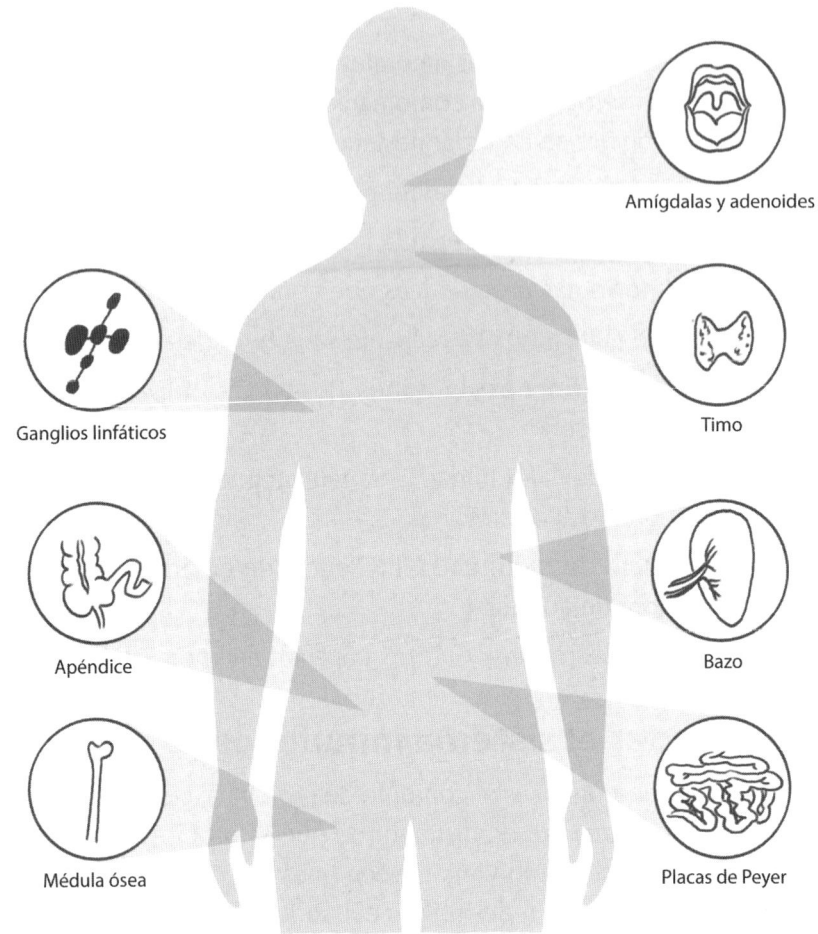

Amígdalas y adenoides

Ganglios linfáticos

Timo

Apéndice

Bazo

Médula ósea

Placas de Peyer

Órganos del sistema inmunológico.

Los inmunonutrientes más importantes son:

- Los *probióticos (lactobacillus, bifidobacterias)*.

- Los *ácidos grasos esenciales:* EPA (1-3g/día) y DHA (1-3 g/día), que se pueden aportar a través de consumo de pescados grasos (sardinas, caballa, salmón) y suplementos.

- La *vitamina D* se puede obtener con la exposición a la radiación UVB de la luz solar, en hígado de pescado, huevos, lácteos, setas y a través de la suplementación.

- **Vitamina C,** encontrada en frutas cítricas, pimiento o brócoli, también se puede tomar como suplemento en forma de vitamina C liposomada e intravenosa.

- **Vitamina A:** encontrada en el hígado, alimentos de color naranja, rojo y amarillo, así como en suplementos.

- **Micoterapia:** reishi.

- **Microinmunoterapia:** en casos de reactivación de virus.

- **Ácidos grasos de cadena corta (AGCC):** butirato.

- **Adaptógenos** (en casos de estrés crónico).

7. Reparación y regeneración de mucosas/ membrana intestinal

Nuestra pared intestinal es una barrera revestida por millones de células que actúan impidiendo el paso de sustancias producidas por nuestras bacterias, así como toxinas a nuestro torrente sanguíneo. Es decir, es «nuestra muralla», que presenta a guardianes que van a seleccionar qué sustancias van a pasar a nuestra sangre e intestino, evitando que se cuelen alterantes y por tanto protegiéndonos de agresores.

Sin embargo, en algunos contextos, como en la mayoría de pacientes con SIBO, esta muralla presenta huecos y los guardianes intentan controlar el paso de las sustancias, pero no son capaces (por falta de personal o demasiados huecos) y, como consecuencia, las sustancias tóxicas pasan a la sangre y generan una situación de endotoxemia e inflamación generalizada.

Algunos de los síntomas característicos de alta permeabilidad son:

- Niebla mental, insomnio, dolor de cabeza, pérdida de concentración.

- Fatiga.

- Dolores articulares.

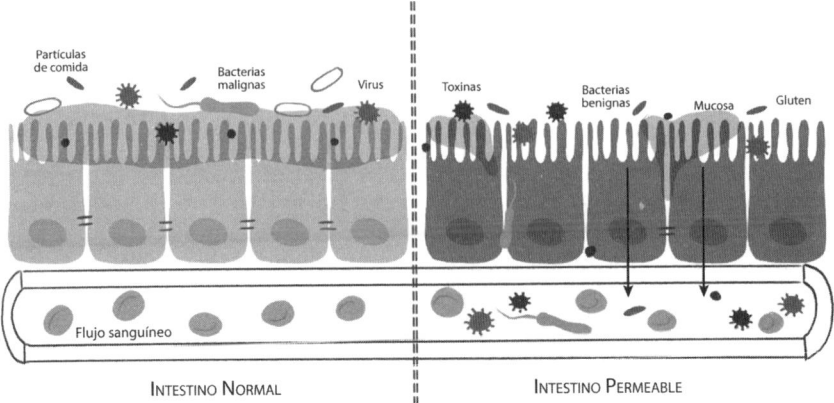

Partículas de comida · Bacterias malignas · Virus · Toxinas · Bacterias benignas · Mucosa · Gluten · Flujo sanguíneo

INTESTINO NORMAL · INTESTINO PERMEABLE

- Alteraciones dermatológicas: urticarias, dermatitis.
- Aumento de infecciones.

Por lo que, para favorecer la reparación de la barrera intestinal o «la muralla», y reducir el contexto inflamatorio, se debe:

- Limitar en la alimentación legumbres, la piel de la patata, los cereales con gluten y la caseína de la leche.
- Consumir L-glutamina (10-15 g al día).
- L-carnosina (2 g).
- Melena de león.

8. Favorecer la detoxificación

En contextos de endotoxemia cuando presentamos un SIBO, es importante favorecer la metabolización y la eliminación de las sustancias tóxicas producidas por las bacterias, arqueas u hongos (especialmente estos últimos, ya que en el proceso de limpieza generan muchas toxinas y sintomatología).

El uso de suplementos detoxificantes no siempre será necesario. Primero se deberá mejorar el contexto inflamatorio y evaluar de forma personalizada

Los síntomas asociados a una mala detox son muy diversos y afectan a diversos órganos; no obstante, a continuación se expone un pequeño test que evalúa la carga oxidativa que puede tener el cuerpo y, por tanto, el posible riesgo de tener endotoxemia o mala detoxificación de los tóxicos:

Valoración subjetiva del estrés oxidativo por sistemas corporales				
SISTEMA INMUNE	**SISTEMA NERVIOSO**	**DIGESTIÓN**	**SISTEMA HORMONAL**	**SISTEMA CARDIOVASCULAR**
– Debilidad.	– Apatía.	– Eructos.	– Picor genital.	– Dolor de pecho.
– Dolores de cabeza.	– Inquietud.	– Distensión.	– Síndrome premenstrual.	– Entumecimiento y hormigueo en las manos.
– Bolsas/ojeras	– Confusión.	– Acidez.	– Sofocos/ sudores nocturnos.	– Fuertes latidos de corazón.
– Visión borrosa/ túnel.	– Dificultad de aprendizaje.	– Dolor de estómago/ intestino.	– Pérdida de líbido.	– Frecuencia cardiaca irregular.
– Hinchazón párpados.	– Alteración en la memoria.	– Náuseas/ vómitos.	– Menstruación dolorosa.	– Frecuencia miccional.
– Mucosidad.	– Tartamudez.	– Diarrea.		
– Dolor/picor oído.	– Ansiedad.	– Estreñimiento.		
– Inflamación o decoloración lengua/encías.	– Depresión.			
– Aftas.	– Dificultad para hablar.			
– Pérdida del cabello.				
– Urticaria, erupciones/ piel seca.				
– Dificultad para respirar.				
– Respiración defectuosa.				
– Dolor/molestias articulares o musculares.				
– rigidez/ limitación en movilidad.				

Puntuación sistema nervioso:

Puntuación digestión:

Puntuación sistema hormonal:

Puntuación sistema cardiovascular:

Si la puntuación total es superior a 20, se considera alta carga oxidativa y posiblemente se necesite mejorar inflamación y detoxificación.

La fase de detoxificación se produce en 2 etapas en el hígado:

1. **Fase I hepática:** es la fase hepática en la que se producen las oxidaciones. Los cofactores principales suelen ser NADH y O2.

   Para trabajar esta primera fase, es recomendable aportar oxígeno, NADH, vitamina C y flavonoides (quercetina, pomegranate, naringenina).

2. **Fase II hepática:** en estas reacciones se reduce la toxemia de la molécula generada en la anterior fase.

   Hay varias vías que conforman esta etapa:

   • **Glucuronidación.** Suplementos que ayudan: calcio D-glutarato, vitamina B.6, magnesio.

   • **Sulfatación.** Es muy común esta alteración en SIBO de H2S. Algunos suplementos que ayudan a mejorar esta vía son: molibdeno (400 microgramos), riboflavina (300 mg/d), sulfato de condroitina, vitamina A.

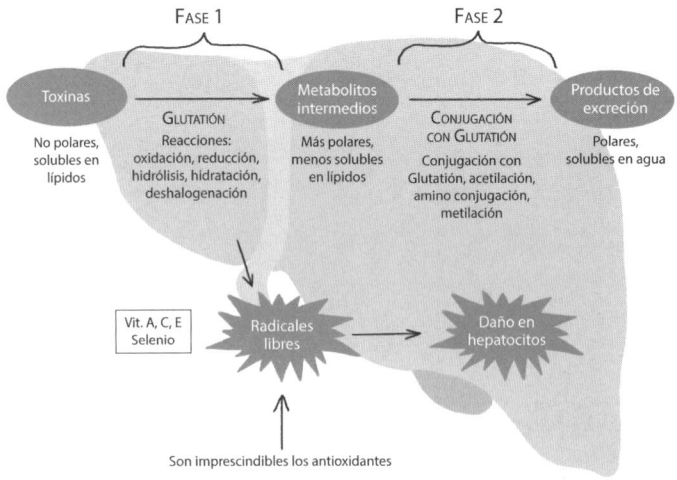

Fase 1 y 2 hepáticas empleadas en el proceso de detoxificación.

- **Conjugación del glutatión.** Suplementos que ayudan: NAC (N-acetil-cisteína), selenio metionina, glutatión liposomado, ácido alfa-lipoico y cúrcuma.

- **Acetilación.** Un suplemento que ayuda es el NAC.

- **Metilación.** Para estimular esta fase son necesarias vitaminas del complejo B metiladas.

9. ¿Cuál es la *causa* de mi SIBO?

La mayoría de las causas modificables de SIBO se pueden identificar mediante la elaboración de una muy buena historia clínica del paciente.

En algunos pacientes, como aquellos que se han sometido a una cirugía bariátrica o que tienen una alteración anatómica congénita en el tracto gastrointestinal, la causa de su SIBO puede ser irreversible, o todo un reto como en el caso de la *diverticulitis*.

Según el doctor Mark Pimentel, líder de opinión en el tema, la mayoría de los casos están relacionados con el síndrome de colon irritable, que puede ser una consecuencia de una intoxicación alimentaria previa.

Para evitar recaídas de SIBO, es muy importante conocer qué es lo que nos ha llevado ahí. A continuación, se detallan algunas causas asociadas al SIBO, además, se ha establecido un test para facilitar la comprensión de su causa.

Causas asociadas a un sobrecrecimiento bacteriano

- Haber sido sometido a una **operación quirúrgica:** asa ciega, resección ileocecal, estenosis anastomótica.

- **Alteración en el PH intestinal:** lleva a un entorno favorecedor de microorganismos alterantes.

- **Medicación:** narcóticos, anticolinérgicos.

- **Alteración hormonal:** hipotiroidismo, diabetes, obesidad.

- **Alteraciones estructurales,** ya que la anatomía normal del sistema intestinal permite que los microorganismos se muevan hacia afuera.

- Presentar **alteración en el complejo migratorio motor** (presentar anticuerpos antivinculina), favoreciendo «intestino lento» y el estreñimiento, que conduce a un aumento de la carga microbiana a nivel intestinal. Una activación del complejo migratorio motor expulsa los microorganismos alterantes hacia el exterior.

- **Problemas inflamatorios y alteración de la inmunidad intestinal** al presentar patológias inflamatorias intestinales como la colitis ulcerosa y la enfermedad de Crohn. También tener deficiencia de IgA secretora, porque el sistema inmunológico se encarga de luchar contra sustancias externas o el exceso de microorganismos, y si la IgA está baja, estamos más indefensos ante infecciones y amenazas externas.

- **Falta de secreción de ácido gástrico, enzimas pancreáticas y sales biliares,** lo que favorece una mayor entrada de microorganismos alterantes en el estómago, ya que el ácido clorhídrico destruye a los microorganismos a nivel intestinal, estomacal y bucal.

- **Alimentación:** Exceso de azúcar, bebidas alcohólicas, levaduras, trigo y carbohidratos simples y refinados. Consumo de embutidos, porque están repletos de azúcar, lactosa, conservantes, colorantes y otras sustancias tóxicas.

- **Uso de fármacos:** antibióticos, porque destruyen la microbiota intestinal bacteriana; otros medicamentos como la cortisona, que deprimen el sistema inmune; o los anticonceptivos, que destruyen nutrientes como la vitamina B6, que es indispensable para un sistema inmune saludable.

- **Estrés** prolongado en el tiempo. Cuando nos estresamos, el cortisol y los niveles de glucosa en sangre aumentan, y por otro lado se deprime el sistema inmune y se destruye la flora bacteriana intestinal.

- Uso y consumo de **agua del grifo,** ya que tiene cloro que destruye la flora intestinal, y flúor que deprime el sistema inmune.

Test. ¿Qué ha generado mi SIBO?

Se ha elaborado un test orientativo para una mayor orientación de la causa subyacente.

En la primera columna se muestran algunos de los acontecimientos que pueden ser la causa; en la segunda columna se marcaría con una X aquellos hechos con los que uno se sienta identificado y en la tercera casilla se explican, *grosso modo,* algunas recomendaciones sobre qué hacer.

Es un test totalmente orientativo y general.

FACTOR CAUSAL	Marcar con una X	¿QUÉ HACER? (A NIVEL GENERAL)
INFECCIONES		
¿Ha padecido alguna intoxicación o gastroenteritis por más de 24 horas?		VER CAPÍTULOS Y APARTADOS:
¿Ha tenido un uso recurrente de antibióticos?		**SIBO Y MICOTOXINAS**
¿Presenta parasitosis?		**SIBO Y PARÁSITO** **SIBO E INTESTINO IRRITABLE**
¿Presenta cistitis o candidiasis recurrentes?		**SIBO Y VIRUS (COVID)**
¿Presenta la enfermedad de Lyme?		
MOHO		
¿Presenta los síntomas tras consumir un alimento con moho?		Ver capítulo **SIBO Y MICOTOXINAS**
¿Vive o ha vivido en ambientes con mucha humedad?		
¿Nota que presenta sensibilidad en ambientes de humedad?		
PRESENCIA DE ENFERMEDAD AUTOINMUNE/ /METABÓLICA		
¿Padece alguna patología autoinmune (crónica) como enfermedad inflamatoria intestinal o celiaquía?		Trabajar de forma integrativa la patología subyacente. Ver apartados:
¿Padece hipotiroidismo?		**SIBO Y PARÁSITOS** **SIBO Y TIROIDES**
¿Padece resistencia a la insulina o diabetes?		**SIBO Y OBESIDAD**
¿Padece colitis microscópica?		

FACTOR CAUSAL	Marcar con una X	¿QUÉ HACER? (A NIVEL GENERAL)
FÁRMACOS/ SUPLEMENTOS		
¿Toma algún fármaco/ suplemento: opioides, antidepresivos, inhibidores de la bomba de protones, antidiarreicos u otros?		Acudir a su médico y valorar si su tratamiento le está generando su sintomatología.
TRAUMA EN EL SISTEMA NERVIOSO CENTRAL		
¿Ha perdido la conciencia?		Ver capítulo:
¿Ha tenido algún accidente con un vehículo?		**SIBO Y NEUROINFLAMACIÓN**
¿Ha tenido alguna caída por un precipicio?		
¿Ha presentado o presenta alguna lesión medular o cerebral?		
ALTERACIÓN ANATÓMICA		
¿Le han hecho una cirugía a nivel abdominal por apendicectomía, hernia de hiato o colecistectomía?		Confirmar con el médico si existe alteración anatómica y valorar si fuera necesario cirugía.
¿Le han diagnosticado anomalías en el aparato digestivo?		
¿Presenta disfunciones en el suelo pélvico?		Acudir al fisio.
ALTERACIÓN EN EL PROCESO DIGESTIVO (HIPOCLORHIDRIA, INSUFICIENCIA PANCREÁTICA/ BILIAR)		
¿Presenta hinchazón al poco tiempo de comer?		
¿Presenta gases tras comer?		
¿Sus heces flotan?		
¿Sus heces tienen aspecto brillante / amarillo?		Según la sintomatología, es recomendable apoyar el proceso digestivo con enzimas, betaína (corregir hcl) y bilis (favorecer correcta emulsión de grasas).
¿Sus heces presentan trozos de comida sin digerir?		
¿No digiere bien la carne?		
¿Siente dolor en el estómago tras comer?		
¿Presenta reflujo tras las comidas?		
¿Presenta hipoclorhidria, insuficiencia pancreática o mala absorción de las sales biliares?		
MALA GESTIÓN DEL ESTRÉS Y ANSIEDAD		
¿Presenta ansiedad?		Gestionar el estrés, practicar atención plena, *mindfulness*, meditación.
Puntúe del 0-10 los niveles de estrés diarios.		**VER CAPÍTULO SIBO Y NEUROINFLAMACIÓN**

SIBO y enfermedad celíaca

La *celiaquía* es una enfermedad del sistema inmune cuyos síntomas más prevalentes son diarrea, distensión abdominal, flatulencia, fatiga, pérdida de peso y anemia por déficit de hierro.

> Cuando nuestro cuerpo reacciona al gluten (la proteína del trigo), se produce una serie de sucesos fisiológicos que disminuyen la mucosa intestinal, la adelgazan hasta casi desaparecer, dificultando así la absorción de nutrientes (algunos pacientes llegan a tener osteoporosis severa por déficit de vitaminas D y K).

El diagnóstico de la enfermedad celíaca requiere una analítica de sangre: el marcador más exacto es el anticuerpo IgG antitransglutaminasa. Si este es positivo, la prueba definitiva sería la biopsia del intestino delgado a través de una endoscopia.

El único tratamiento es la completa evitación del gluten.

Existen otras afecciones como la Intolerancia al gluten o la sensibilidad al gluten no celíaca (SGNC), de diagnóstico más controvertido, que no exigen una retirada absoluta de gluten, pero los pacientes, aun sin la prueba positiva en sangre, se pueden beneficiar bastante de una dieta de muy bajo contenido en gluten.

SIBO y enfermedad Inflamatoria Intestinal (EII)

Incluye dos enfermedades diferentes, ambas caracterizadas por inflamación crónica del Tracto Gastrointestinal (TGI). Ambos casos están influenciados por un microbioma anómalo, predisposición genética o factores ambientales:

- **Colitis ulcerosa:** implica una parte del colon o a este en su totalidad, causando úlceras de gravedad variable. Los síntomas típicos son: diarrea y aparición de sangre y moco en las heces.

- **La enfermedad de Crohn** tiene un alcance tisular más profundo, puede afectar a TODO el tracto digestivo (de la boca al ano) y las estenosis intestinales son una complicación frecuente, así como las fístulas (tractos anómalos que conectan dos partes del contenido abdominal que no deberían estarlo en vejiga, vagina, colon, piel). Los **síntomas de la enfermedad de Crohn son:** dolor abdominal, diarrea, heces sanguinolentas, fiebre, pérdida de peso o sudores nocturnos.

El diagnóstico lo debe realizar un especialista en Aparato Digestivo, mediante colonoscopia, y el tratamiento consiste en aplicar medicamentos antiinflamatorios e inmunosupresores.

La dieta antinflamatoria y alguna cepas de probióticos, así como complementos con propiedades antiinflamatorias, pueden mejorar mucho el curso de la enfermedad.

Los antecedentes familiares de EII multiplican por diez el riesgo de una persona de tener esta enfermedad, que a su vez predispone a la aparición de SIBO por la afectación de la motilidad intestinal.

Los síntomas se solapan de manera importante con el Síndrome de intestino irritable (SII), de manera que un paciente con EII tratado correctamente, que ya no presente diarrea ni sangre en heces, pero aún tenga dolor abdominal y distensión, es probable que tenga un SII (es decir, una probabilidad de SIBO del 67%).

SIBO e intestino irritable

Es muy común confundir el SIBO con el SII (Síndrome de intestino irritable), de hecho, a veces se convive con ambos fenómenos. Desgraciadamente, actualmente nos encontramos muchos diagnósticos de intestino irritable tras realizar diversas pruebas (colonoscopias, gastroscopias) y ver que todo está aparentemente correcto. También es muy común pensar que al dar positivo en SIBO ya significa que tenemos un intestino irritable, lo cual genera una sensación de que tenemos que vivir toda la vida con fármacos o con los síntomas de hinchazón.

Afortunadamente, cada vez hay más conciencia sobre el SIBO y la importancia de tratarlo de una forma integrativa y causal. No obstante,

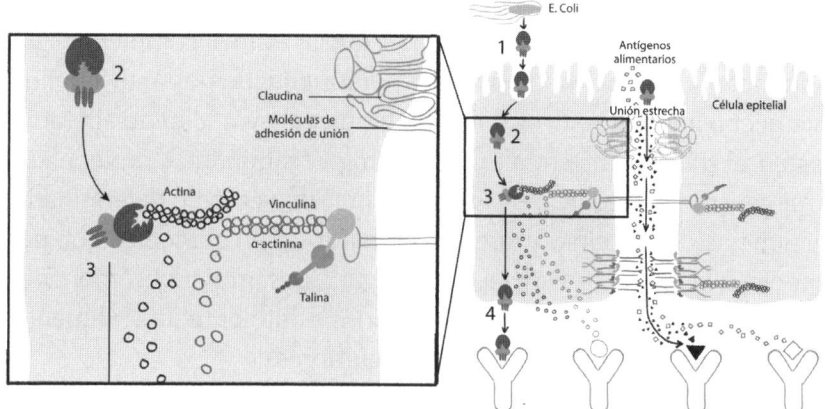

Proceso de generación de anticuerpos antivinculina y antiCdtB tras una infección por la bacteria *E. Coli*.

aproximadamente el 10% de las personas tras una infección pueden desarrollar SIBO más complejo (denominado SIBO post infección) y es el que está relacionado con el Síndrome de intestino irritable y, en estos casos, el tratamiento a realizar es diferente, ya que existe un desorden inmunitario importante que se debe tratar.

Por lo tanto, la causa del intestino irritable es una infección gastrointestinal causada por bacterias como el *campylobacter yeyuni, salmonella, C. Difficile, E.coli,* que generan una toxina denominada *citoletal distendic toxic,* que tiene una actividad metabólica 10 veces más inflamatoria que los lipopolisacáridos (LPS). Esta toxina es absorbida por el enterocito y daña las proteínas que unen los enterocitos (entre los que se llaman los *tight junction,* principalmente afectando a una proteína que se llama vinculin), lo que aumenta la permeabilidad intestinal (favoreciendo la endotoxemia y una mayor inflamación). Ante este contexto, el cuerpo genera anticuerpos que producen una mayor reactivación a antígenos alimentarios favoreciendo la formación de anticuerpos que atacan a un tejido propio («anticuerpos antivinculina») y a la toxina producida por la bacteria («anticuerpos antiCdtB») generando disbiosis en el intestino delgado (SIBO), intestino permeable, diarreas y una actividad inmunitaria inflamatoria.

Además, suele aparecer mimetismo molecular con unas células, llamadas «células intersticiales de Cajal», que activan el complejo migratorio motor y las cuales son dañadas por los anticuerpos antivinculina. Este hecho altera nuestro sistema de limpieza favoreciendo alteraciones en el tránsito intestinal, y también, por similitudes moleculares o mimetismo molecular, el sistema inmunológico cree determinadas secuencias de proteínas presentes en tejidos o en alimentos que pertenecen a la toxina, y este hecho da lugar a desarrollar desórdenes en otros tejidos como el páncreas o tiroides e intolerancia a alimentos elaborados a base de trigo, leche y legumbres.

Así que, si has sufrido una intoxicación tras ingerir alimentos o al beber agua en mal estado, y a las pocas semanas has empezado a tener alteraciones en el tránsito, hinchazón constante y todo te sienta mal, es muy probable que puedas presentar intestino irritable.

Por suerte, ¡podemos saber si presentamos intestino irritable a través de un análisis de sangre! Y, de hecho, es importante descartar ante intoxicaciones o casos de SIBO muy persistentes.

En el proceso diagnóstico se deben analizar los niveles de anticuerpos antiCdtb y antivinculina en sangre, pudiendo obtener los siguientes escenarios:

Criterios diagnósticos del SII		
Anticuerpos antiCdtB	**Anticuerpos antivinculina**	**Resultados clínicos**
Bajo.	Bajo.	No hay infección ni autoinmunidad.
Alto.	Bajo.	Infección reciente, con probabilidad de desarrollar SII.
Bajo.	Alto.	Autoinmunidad compatible con SII.
Alto.	Alto.	Autoinmunidad compatible con SII.
—	Muy alto.	Posible neuropatía.

Por lo tanto, en un SII nos encontraremos:

1. Autoanticuerpos que podemos medir en sangre.

2. Sensibilidad alimentaria a cereales con gluten, lácteos y legumbres.

3. Disbiosis (con mayor probabilidad o tendencia a SIBO).

4. Alta permeabilidad intestinal, lo que favorece un contexto de mayor inflamación y endotoxemia.

5. Afectación del sistema nervioso (alterando el complejo migratorio motor y por tanto el sistema de limpieza, dando lugar a diarreas crónicas).

6. Pérdida de inmunorregulación: inflamación crónica.

Abordaje o tratamiento

- Debemos tratar el SIBO con los pasos del decálogo de este capítulo, que hemos desarrollado extensamente.

- Tendremos que tener en cuenta los procinéticos, ya que van a favorecer el correcto funcionamiento del tránsito intestinal.

- Eliminar de la alimentación cereales con gluten, lácteos y legumbres.

- Aportar a nuestro organismo inmunonutrientes para ayudar al sistema inmunológico a regular el contexto inflamatorio con vitaminas liposolubles como la vitamina A, D, E, ácidos grasos esenciales EPA/DHA, zinc-magnesio, etc.

- Regular la permeabilidad intestinal: las personas con intestino irritable tienen mayor probabilidad de presentar intestino permeable.

- Favorecer la regeneración neuronal modulando la neuroinflamación: para ello, necesitamos favorecer la función reparadora de las células que rodean a las neuronas que son las células glía, a través de la oxidación de los ácidos grasos empleando estímulos como la dieta cetogénica y el ayuno intermitente, que a la vez favorecen la flexibilidad metabólica y un contexto inmunológico y neuronal «antiinflamatorio», ya que los periodos de ayuno prolongados pueden generar una renovación de hasta el 40 % de las células del sistema inmunológico; ello reduce el auto ataque de nuestro cuerpo al sistema nervioso.

SIBO y COVID

En pacientes con el síndrome post COVID, conocido en inglés como *Post-COVID-19 syndrome* (PCS), existen diferentes trastornos hepatobiliares y gastrointestinales (TGI), que incluyen dolor abdominal, vómitos, náuseas, diarrea y falta de apetito debido a la inflamación persistente del tracto gastrointestinal.

> Los cambios en la microbiota intestinal con el desarrollo de disbiosis por la infección por SARS-CoV-2 pueden aumentar el riesgo de desarrollo de inflamación sistémica y disfunción pulmonar en el eje intestino-pulmón.

Se pueden observar síntomas gastrointestinales en los sobrevivientes de COVID-19 en aproximadamente el 85% de los casos debido a una inflamación intestinal prolongada y disbiosis. La inflamación intestinal latente puede afectar el hígado, los pulmones y el cerebro a través del eje intestino-hígado, el eje intestino-pulmón y el eje intestino-cerebro, respectivamente. Estos hallazgos proponen que los pacientes con síndrome post-COVID tenían muchos síntomas debido a los trastornos del tracto gastrointestinal inducidos por la infección inicial por SARS-CoV-2.

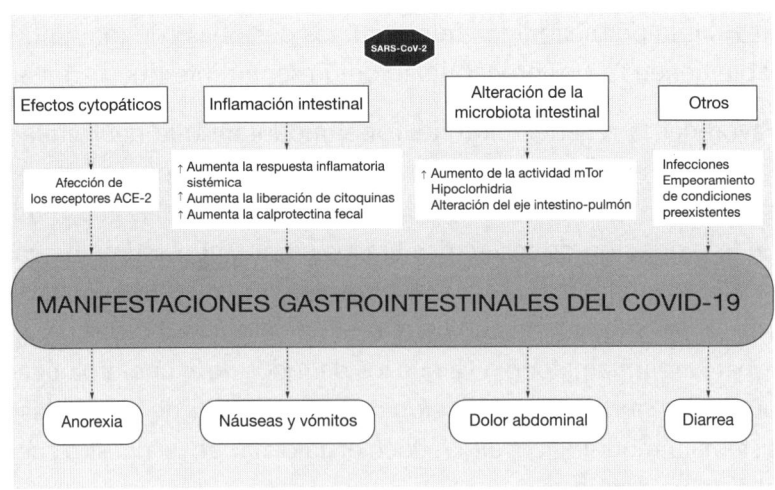

Manifestaciones gastrointestinales presentes en el COVID 19.

Complicaciones endocrinas

Con el desarrollo del síndrome se abordan diferentes trastornos endocrinos. Se informó cetoacidosis diabética en sobrevivientes de COVID-19 no diabéticos a los pocos meses de recuperarse de la infección aguda por SARS-CoV-2. Además, se han informado tiro-toxicosis manifiesta, tiroiditis y enfermedad de Graves en pacientes recuperados de COVID-19 en cuestión de semanas. En pacientes masculinos con COVID-19, se informó disfunción del eje pituita-rio-testicular en pacientes recuperados. En un estudio retrospectivo, se evaluaron 143 pacientes con COVID-19, 77 días después del inicio de la enfermedad; se detectó un nivel bajo de testosterona en el 28,7% de ellos.

Un estudio de casos y controles compuesto por 43 pacientes con COVID-19 en comparación con 11 controles sanos ilustró que el 46,5% tenía una respuesta inadecuada a la hormona del crecimiento y el 9,3% tenía una respuesta baja de cortisol. Además, hubo un aumen-to significativo de la prolactina y la hormona estimulante de la tiroides en el 4,6% y el 9,3% de los pacientes recuperados de COVID-19, res-pectivamente. Estos veredictos defienden que los pacientes recuperados de COVID-19 tenían disfunción pituitaria, principalmente en el eje pituitario-suprarrenal y en la respuesta de la hormona del crecimiento.

Los pacientes prediabéticos pueden volverse diabéticos por primera vez durante la infección aguda por SARS-CoV-2 y después de COVID-19 con el desarrollo de cetoacidosis diabética debido a una lesión pan-creática, ya que se ha relacionado con una mayor resistencia periférica a la insulina, así como con una disminución de la producción de insu-lina a partir de las células β pancreáticas. Los efectos prolongados de COVID-19 pueden exacerbar la disfunción microvascular, la disfunción eréctil, la sarcopenia y las complicaciones cardiovasculares.

Estas observaciones indican que los trastornos endocrinos iniciales en la infección aguda por SARS-CoV-2 pueden persistir y contri-buir al desarrollo de COVID persistente en los sobrevivientes de COVID-19.

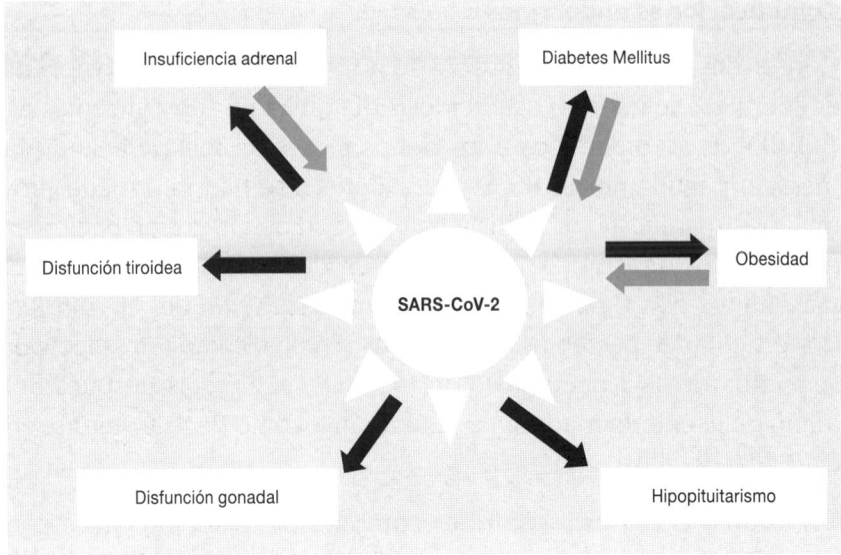

Alteraciones producidas tras la infección de COVID SARS-COV2.

La fisiopatología subyacente al desarrollo del SIBO después de la COVID-19 no se comprende completamente, aunque las teorías propuestas incluyen inflamación subclínica persistente, cambios en la permeabilidad de la barrera intestinal y alteración en la microflora intestinal. Estudios anteriores demostraron que la inflamación podría persistir durante varios meses o años, lo que provocaría una disfunción intestinal prolongada.

La persistencia de una inflamación de bajo grado con disbiosis intestinal parece ser el desencadenante más importante de desórdenes en el funcionamiento intestinal después de la infección. Aunque la investigación se encuentra en sus primeras etapas, los datos preliminares revelan un enriquecimiento de patógenos oportunistas y un agotamiento de la flora comensal después de la infección por COVID-19.

Estudios recientes también sugieren que algunos pacientes con Síndrome del intestino irritable podrían tener mala absorción subyacente y SIBO. Debido a que las tres patologías tienen presentaciones superpuestas, se espera que muchos casos reales de SII y SIBO puedan pasar desapercibidos. En el pasado, después de un episodio de gastroenteritis aguda, se informó de que alrededor del 10% al 30% de los pacientes desarrollaban PI-MAS, que también se conoce como esprúe tropical (que es una alteración en la absorción intestinal). Pimentel et al., han validado nuevos biomarcadores para identificar diarrea predominante en el SII, especialmente el subtipo postinfeccioso. Descubrieron que los títulos de toxina B antidistensión citoletal y los niveles de anticuerpos antivinculina eran mucho más altos en comparación con otras causas de diarrea.

También se mostraron niveles de anticuerpos más altos en el SII en comparación con los controles sanos, y los títulos fueron más altos en el SII con diarrea y mixto en comparación con el SII con estreñimiento.

En un ensayo controlado aleatorio de 80 pacientes con SII, 15 (19%) tenían SIBO en el cultivo de aspirado del intestino superior. En un metanálisis de 12 estudios que incluyeron a 1.921 pacientes con SII, la prevalencia agrupada de SIBO fue del 54%. Un estudio indio realizado por Rana y Malik mostró que la prevalencia de SIBO es del 11,1% en el SII.

Otro estudio reciente mostró que la activación de los mastocitos es uno de los mecanismos importantes del COVID prolongado, y las terapias dirigidas contra ella pueden beneficiar los síntomas. Por ejemplo, los bloqueadores H1/H2 pueden conducir a una mejoría sintomática en pacientes con COVID prolongado.

Los resultados de estudios reconfirman que el SII tiene un buen pronóstico, considerando la mejoría de los síntomas en los pacientes con el tiempo. Otra observación importante es que la incidencia de SII fue similar a la evidencia publicada sobre COVID-19 y norovirus. Por lo tanto, es plausible que los trastornos en la funcionalidad intestinal post-COVID-19 se comporten de manera similar a otras gastroenteritis virales, con un pronóstico general comparable.

Una fortaleza notable es el reclutamiento de controles emparejados por edad y sexo que son miembros de la familia de los casos y comparten las mismas condiciones ambientales y dietéticas. También se incluyó un segundo grupo de control B que tenía serología negativa para COVID-19.

10. Mantenimiento de la remisión. Las claves para mantener el SIBO en remisión y prevenir recaídas

La principal clave para prevenir recidivas es tomar consciencia de qué *causa* te llevó a tenerlo, ya que el SIBO no viene de la nada, suele venir porque hay una enfermedad de base que se debe tratar o un aviso de nuestro cuerpo para que *paremos* y *reflexionemos* sobre nuestra vida: ¿Vino el SIBO tras un fallecimiento? ¿Vino SIBO tras empezar una relación tóxica? ¿Empecé con síntomas tras una intoxicación? ¿Me pegué un golpe en la cabeza y desde entonces estoy hinchada? ¿Empecé con síntomas tras una mudanza? ¿O tras un *burnout* (Síndrome de desgaste profesional)?, etc. Por lo que, para evitar recidiva o recaída hay que estudiar bien la *causa* y aprender a escuchar a nuestro cuerpo, ya que es sabio y nos manda señales a través de síntomas para que cambiemos.

A pesar de que la prevención debe ser individualizada, hay algunas claves que ayudan a tener un sistema nervioso regulado, fortalecer nuestra microbiota intestinal, reducir el estrés oxidativo y mantener fortalecido nuestro sistema inmunológico, por lo que se recomiendan las siguientes pautas:

- **Llevar una alimentación variada, prebiótica y antiinflamatoria**

  - Lleva una dieta rica en fibra soluble presente en frutas, verduras y frutos secos; llena tus platos con diversidad de colores, ¿sabías que cada color refleja vitaminas y minerales diferentes? ¡Dale vida a tus platos!

  - Prioriza hidratos de carbono complejos, frente a los simples (es decir, en versión refinada), prioriza los tubérculos, granos integrales tratando de hacer fibra prebiótica, que se consigue tras cocinarlos y déjalos 24 horas en la nevera; con esta técnica favoreceremos la generación de ácidos grasos de cadena corta como el butirato, que nutrirá a nuestros «microorganismos buenos» favoreciendo un efecto antiinflamatorio.

  - Bebe un vasito de agua 30 minutos antes de las comidas, con un chorrito de limón, ¡tu estómago empezará a prepararse para la comida!

– Prioriza grasas monoinsaturadas y poliinsaturadas de fuentes de calidad, frente a las grasas industriales hidrogenadas. Es decir, acompaña tus platos con aceite de oliva virgen extra.

– Ten presente la calidad de lo que consumes; si consumes carne, prioriza la carne fresca frente a embutidos, o si tomas huevos escoge los que sean de categoría 0 frente a categorías superiores.

– Al consumir lácteos, trata de que sean ecológicos y preferiblemente de cabra o de oveja.

– Prioriza comprar de temporada en mercados de kilómetro 0; la calidad suele ser mejor y tienen menos conservantes/pesticidas.

En definitiva, si estuvieras en un bosque, ¿qué comerías? No vas a comerte un helado o una bolsa de patatas, ni unas chuches. Tenderás a comer lo que está disponible de forma natural en la naturaleza. Cuanto más coherentes seamos con nuestra evolución, mayor probabilidad tendremos de estar mejor nutridos.

La dieta antiinflamatoria		
	Alimentación antiinflamatoria	**Alimentación proinflamatoria**
Bebidas	Agua, infusiones, té verde, refresco kombucha, agua de kéfir, agua de mar.	Refresco con azúcar y alcohol.
Granos y tubérculos	– **Granos integrales:** arroz basmati, trigo sarraceno, quinoa y avena. – **Tubérculos prebióticos:** patata, boniato y yuca. Para aportar un efecto prebiótico deben dejarse enfriar 24 horas a 4º C, y recalentar posteriormente sin superar los 130º C.	Granos refinados (blancos) e industriales como pan blanco, arroz blanco, pasta blanca, galletas, pasteles industriales, harinas refinadas (blancas).
Verduras variadas y de temporada	Verduras de hoja verde, crucíferas, setas, espárragos, zanahoria, calabaza, calabacín, achicoria, puerro, alcachofas, ajo, cebolla, algas, endivias, puerro.	
Legumbres	Lentejas, garbanzos o guisantes tratados para reducir los antinutrientes. Dejar en remojo al menos 12 horas con agua caliente, echar vinagre de manzana sin pasteurizar, y luego llevarlas a cocción.	Lentejas, garbanzos o guisantes sin tratar.

	Alimentación antiinflamatoria	Alimentación proinflamatoria
Grasas	– Aceite de oliva virgen extra «primera presión en frío o extracción en frío». – Aceite de coco virgen extra. – Mantequillas de Ghee. – Aguacate. – Frutos secos preferiblemente con cáscara y semillas trituradas.	– Aceites vegetales refinados. – Mantequilla industrial. – Grasas trans usadas en bollería industrial. – Margarina.
Frutas frescas	Manzana asada, plátano, arándanos, grosellas, mandarinas, papaya, frambuesas, moras, fresas, arándanos, kiwi, melocotón. Escoger frutas preferiblemente de temporada.	Zumos azucarados o fruta en almíbar.
Carne	Pollo, pavo, conejo, ternera, cerdo ibérico, avestruz o pato.	Carne procesada (embutidos, fiambres, salchichas).
Pescados	Pescados blancos, azules y mariscos de pequeño tamaño y salvajes.	Pescados de gran tamaño y preparados de pescado.
Huevos	Huevos ecológicos de categoría 0.	Huevos de baja calidad.
Lácteos	Lácteos (yogur, queso, kéfir) de cabra y oveja, preferiblemente ecológicos.	Lácteos azucarados.
Especias	Cúrcuma, jengibre, curry, salvia, tomillo, orégano, canela, eneldo, sal del Himalaya o de mar, clavo, menta.	Sal refinada, glutamato monosódico, aditivos artificiales.
Edulcorante	Inulina, miel pura, stevia. Preferiblemente no endulzar.	Agave, azúcar blanca, aspartamo, sucralosa, sacarina.

- **Ir al baño a diario**

  El estreñimiento favorece un entorno idóneo de microorganismos y toxinas que favorece el IMO. Se debe tratar el estreñimiento de forma integrativa, teniendo en cuenta algunas de las causas asociadas:

  a. El propio sobrecrecimiento microbiano (especialmente si es de arqueas y hongos).

b. Alteraciones en el complejo migratorio motor o nuestro sistema de limpieza interno: el complejo migratorio motor es un sistema de limpieza que posee nuestro organismo, siendo un mecanismo muy importante para una correcta depuración.

c. Hormonales (hiperestrogenismo o un hipotiroidismo) .

d. Fármacos.

e. Alimentación.

f. Anatomías anatómicas.

Claves para reducir el estreñimiento:

• Ponerse en una posición que forme 35 grados usando un taburete para evacuar.

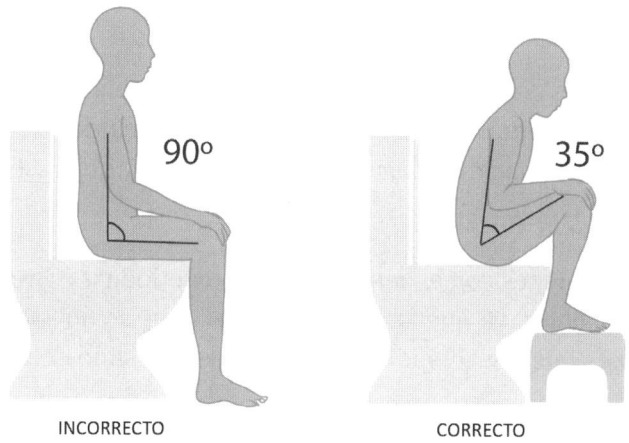

INCORRECTO   CORRECTO

Descripción de la postura correcta e incorrecta al defecar.

• Tener una *rutina para ir al baño,* aunque no se tenga ganas. Tratar de ir siempre a la misma hora.

• *Alimentación* rica en fibra y grasas saludables.

• *Procinético y laxantes:* suplementos de citrato de magnesio.

• *Aceite de oliva virgen en ayunas,* para hacer de lubricante a nivel intestinal y favorecer el aumento de ácidos biliares.

- *Cocer semillas de lino en un vaso y beberse el agua de cocción* (preferiblemente antes de dormir); le proporcionaremos al cuerpo una bebida alta en fibra.

- *Masajes abdominales.*

- *Gestionar emociones:* las emociones negativas o la ansiedad influyen en que el cerebro para que no mande las señales al intestino de que proceda a limpiarse.

- **Aportar al cuerpo inmunonutrientes tras infecciones, cambios de estación y diarreas tras viajes**

  Ayudar a nuestro organismo a que se recupere en situaciones en las que exista una alta demanda de nuestro sistema inmunológico con vitamina D, omega-3, micoterapia, zinc, magnesio, probióticos, adaptógenos, etc. La cepa probiótica *Saccharomyces boulardii* es recomendable en caso de diarrea del viajero.

- **Si tomamos antibióticos, acompañarlo de probióticos,**preferiblemente *saccharomyces boulardii* durante la toma del antibiótico y probiótico de *lactobacillus* y *bifidobacterium* tras el antibiótico.

- **Tener higiene bucal**

  Tener revisiones con el dentista de forma periódica y lavarse a diario los dientes, ya que las bacterias alterantes de nuestra boca las podemos tragar y alterar la microbiota del intestino delgado.

- **Respetar los ritmos circadianos**

  Todas nuestras células presentan relojes internos que están sincronizados con las horas de luz solar y oscuridad. Actualmente, existe una alta disrupción o alteración de los relojes internos de nuestras células, principalmente por la baja exposición a la luz solar y la exposición constante a la luz azul, lo que afecta directamente a nuestra salud, ya que se va a alterar toda nuestra biología interna, generando alteraciones inmunológicas, hormonales y en nuestra microbiota intestinal favoreciendo el SIBO.

¿Cómo podemos regular nuestro reloj biológico?

- **Ver el amanecer por la mañana** (así nuestro cerebro informa a las células de nuestro cuerpo que es de día y se empiezan a liberar hormonas como el cortisol que hacen que estemos con más energía por la mañana).

- **Ver el atardecer:** en este caso, el cerebro interpreta que nos vamos a ir a dormir y empieza a generar hormonas como la melatonina que nos ayuda a conciliar el sueño.

- **Acostarnos pronto, no más tarde de las 23:00 horas** y evitando exponernos a luz azul o artificial las dos o tres horas antes, ya que lo ideal es estar expuesto a luz cálida como unas velas. Si tenemos que utilizar el móvil (lo ideal es que no), conviene ponerle un filtro de luz roja.

- Cuando practiquemos actividad física, intentemos hacerlo a primera hora de la mañana y preferiblemente al aire libre.

- Evitar comer en horario de noche.

- Además, también es interesante la realización de terapia de luz roja e infrarroja cercana (también conocido como fotobiomodulación), que son unos paneles que emiten una luz con una longitud de onda que puede entrar a nivel celular actuando en las mitocondrias como lo hacen los rayos del sol del amanecer y atardecer. Algunos de los efectos de esta terapia son: efecto antiinflamatorio, antioxidante, estimulador mitocondrial, favorece el crecimiento del pelo, mejora el sistema inmunológico y la autoinmunidad, regenera tejidos dañados y mejora la salud cardiovascular.

- **Priorizar el descanso**

  Mientras dormimos, se activan procesos de detoxificación, limpieza y regeneración en nuestro cuerpo, además de regular nuestro sistema inmunológico.

  Dormir menos de 7–8 horas efectivas a diario puede llegar a alterar nuestras hormonas, empeorar digestiones, aumentar ansiedad, depresión, favorecer la disrupción de nuestros ritmos circadianos y nuestro sistema inmunológico (favoreciendo la inflamación crónica) y aumentando el riesgo de multitud de patologías y de SIBO.

Consejos para favorecer un correcto descanso:

- Llevar a cabo los consejos para reducir la alteración circadiana que hemos dado con anterioridad.

- Gestionar el estrés.

- Tener un horario establecido de sueño: tratar de acostarte y levantarte a la misma hora.

- Evitar el consumo de cafeína a partir del mediodía.

- Usar técnicas de relajación o respiración que sean relajantes.

- Generar oxitocina (abrazos, masajes, música relajante, escribir un diario de gratitud).

- Tener una habitación ventilada, fresca y sin ruidos.

- Evitar siestas muy largas.

• **Practicar *mindfull eating* y ayuno intermitente**

Practicar *mindfull eating,* que es comer prestando atención a las señales del hambre y la saciedad, así como satisfacer los diferentes tipos de hambres (olfativa, visual, auditiva, la del tacto y la del gusto) haciendo del acto de comer una experiencia sensitiva, placentera y consciente.

Practicando ayuno intermitente por su efecto regulador de las hormonas involucradas en el hambre y saciedad (ghrelina y leptina). También mejora la sensibilidad a la insulina, favorece alcanzar la flexibilidad metabólica, regula procesos inflamatorios, mejora la oxigenación de la sangre, la glucemia, la detoxificación y el metabolismo.

Además, las bacterias necesitan descansar para procesar bien los alimentos que les damos. Tenemos un sistema de limpieza denominado «complemento migratorio motor» que limpia nuestros intestinos cuando estamos en reposo, por lo que es recomendable hacer tres comidas al día.

- **Exponerse a la naturaleza**

El contacto corporal con la carga eléctrica natural de la tierra estabiliza la fisiología, reduce estrés, favorece el flujo sanguíneo, regula la inflamación, reduce el dolor y en general aumenta el bienestar, ya que el cuerpo recoge los electrones del suelo reduciendo el estrés oxidativo, reparando el ADN y aumentando la diversidad de especies en nuestra microbiota, lo que favorece una microbiota más equilibrada y sana.

Por lo que, si tienes la suerte de tener cerca naturaleza, ya sabes que tienes una herramienta muy potente para mantener tu estado de salud óptimo, así como mejorar tu salud.

- **Activa tu nervio vago y mejora la gestión del estrés**

El nervio vago es el nervio craneal más largo de tu cuerpo. Controla el sistema nervioso parasimpático, regula el estado de inflamación y neuroinflamación de nuestro cuerpo y, con su activación, favorecemos un estado antiinflamatorio del organismo. Lo movilizamos a través de la práctica de yoga, meditación, realizando exhalaciones largas e inhalaciones cortas, con duchas de agua fría, repitiendo mantras diarios, con masajes suaves, paseos por la naturaleza, al reír, cantar, hacer gárgaras y rodearse de personas que nos transmiten seguridad. En el capítulo 9, «SIBO y neuroinflamación» profundizaremos más en esto.

- **Mantenerte activo**

El deporte genera hormonas que aportan felicidad, aumenta metabolismos antiinflamatorios, la diversidad microbiana y el aumento de las bacterias ácido-lácticas (BAL). Además, aumenta la producción de una proteína inmunorreguladora: la lactoferrina, que tiene efectos antivíricos, antibacterianos, antimicóticos y se encuentra alojada en las barreras corporales.

Se ha relacionado con la mejora de múltiples patologías: inmunológicas, óseas, endocrinas, cardiorrespiratorias, del músculo-esquelético, nerviosas, reproductivas y digestivas.

Además, la inactividad física se considera la cuarta causa de muerte: cada año mueren más de tres millones de personas por no moverse, y también con 35 tipos de patologías crónicas diferentes. En definitiva, ¡no existe una persona que sea sedentaria y esté sana! así que a ¡moverse!

Puesta en práctica. Los primeros pasos para cuidar mi microbiota

Ya hemos recopilado aquellos factores que van a alterar más nuestros microorganismos y sistema inmunológico, así como las claves para tener una microbiota fuerte y prevenir la enfermedad.

Estos aspectos son básicos tanto para la prevención de la enfermedad como para mejorar la calidad de vida si ya tienes una patología o un SIBO, ya que el contexto influye. Existen muchas estrategias terapéuticas para abordar cada tipo de sobrecrecimiento microbiano, así como múltiples suplementos; sin embargo, pocas veces nos fijamos en cómo son nuestros hábitos o los cimientos de nuestro hogar «cuerpo»; sin un contexto favorecedor u óptimo, será más difícil recuperarnos y tener una buena calidad de vida.

Por ello, te propongo un ejercicio para tomar conciencia y empezar a tomar acción. En este ejercicio práctico, encontrarás tres columnas. A la izquierda te pondré diversos hábitos que influyen positivamente en la salud y deberás reflexionar si ese hábito lo practicas o si deberías mejorarlo a través de objetivos:

Ejercicio práctico para generar buenos hábitos		
HÁBITO	**Es mejorable (SI/NO)**	**¿Qué acciones tomaré para mejorarlo?**
Llevo una alimentación variada y prebiótica.		Ejemplo: Voy a acudir a una nutricionista para saber qué alimentación llevar en base a mi sintomatología.
Actividad física.		Ejemplo: Voy a entrenar 1 hora de fuerza 3 días a la semana (lunes, miércoles y viernes), a las 18:00 en el gimnasio de alado del trabajo.

HÁBITO	Es mejorable (SI/NO)	¿Qué acciones tomaré para mejorarlo?
Gestión del estrés y activación nervio vago.		Ejemplo: a las 20:00 horas voy a dedicar 10 minutos a meditar de lunes a viernes.
Tener sueño de calidad.		Ejemplo: Me voy a acostar a las 22:30 horas de lunes a viernes.
Ritmos circadianos.		Ejemplo: Voy a reducir la exposición a luz azul 4 horas antes de dormir, es decir, a partir de las 19:00 h.
Contacto con la naturaleza.		Ejemplo: Voy a pasear en el parque de al lado de casa 30 minutos al día (desde las 8:00 a las 8:30).
Ayuno.		Ejemplo: Voy a hacer 3 comidas al día.
Mindful eating.		Ejemplo: Voy a dedicar 20 minutos a comer y a prestar atención al olor, textura y sabor del alimento.

Si tras el diagnóstico y tratamiento no se consigue mejorar, ¡estamos ante un SIBO REBELDE!

Resumen del decálogo para tratar el SIBO desde la CAUSA

Tipo de sobrecrecimiento	Tratamiento erradicador	Probióticos	Dieta	Corregir alteración parte duodenal y digestiva	Procinéticos (Si existe alteración en el tránsito)	Inmunorreguladores, Reparadores mucosa Detoxificantes	Identificación de CAUSAS (Si existe SIBO recurrente)	Evitar recibidas
SIBO-HIDRÓGENO	**Antibiótico farmacológico:** Rifaximina **Antibiótico natural (Herbáceos):** orégano, neem, quercetina.	Valorar según tolerancias, evitar que tengan prebióticos: *Saccharomyces Boulardii, lactobacillus, Bacillus.*	– Dieta bifásica. – SCD y la Guía de alimentos específicos para el SIBO. – Dieta baja en FODMAP.	– Masticar correctamente los alimentos, dedicar 30 minutos en la comida. – Consumir proteínas en la comida. – Reducir (si es posible) antiácidos. – Tomar 30 minutos antes de las comidas 1 vaso de agua con limón o vinagre de manzana.	**Tratamientos farmacológicos:** Na*.*trexona, Prucalopride. **Tratamientos herbáceos:** – *Iberogast.* – Raíz de jengibre 1.	**INMUNOMODULADORES:** (Si existe defensas bajas o patología autoinmune subyacente). EPA-DHA. – Vitamina D. – Vitamina C. – Vitamina A. – Reishi. – Microinmunoterapia. – AGCC (butirato). – Adaptógenos. **REPARADORES DE BARRERA INTESTINAL:** (Si existe permeabilidad intestinal). – L-glutamina. – L-carnosina (2 g). – Melena de león. – Limitar en la alimentación legumbres, la piel de la patata, los cereales con gluten y la caseína de la leche. **DETOXIFICANTE:** (Si existen síntomas de alto estrés oxidativo). – Infusiones de bolbo y cardo mariano. – Kuzu. – Quercetina. – Resveratrol. – Cúrcuma. – Calcio D glutarato. – NAC. – Glutation liposomado. – Ácido alfa lipoico. – Vitaminas B metiladas.	– Infecciones. – Intoxicaciones. – Fármacos. – Parasitosis. – Reactivación virus/lyme. – Micotoxinas. – Metales pesados. – Patologías autoinmunes. – Traumatismo en el sistema nervioso central. – Alteraciones anatómicas. – Alteración en el proceso digestivo. – Mala gestión del estrés, ansiedad y depresión.	– Alimentación variada, antiinflamatoria y prebiótica. – Ir al baño a diario. – Higiene bucal. – Reforzar al sistema inmunológico tras infecciones, diarreas viajeras, cambios estacionales. – Tomar probiótico si tenemos que tomar ATB. – Respetar los ritmos circadianos. – Tener higiene bucal. – Practicar mindful eating y ayuno intermitente. – Activar el nervio vago y gestionar el estrés. – Tomar el sol. – Mantenerse activo. – Priorizar el descanso.
IMO	– **Antibióticos farmacológico:** Rifaximina junto con metronidazol / neomicina. – **Antibiótico natural (Herbáceos):** Alicina, orégano. – **Levadura de arroz rojo/lovastatinas.**		– Dieta bifásica. – SCD y la Guía de alimentos específicos para el SIBO. – Dieta baja en FODMAP. – Dieta baja en metano.	– Evitar beber mucha cantidad de líquidos en las comidas. – **Realizar 3 comidas al día y ayuno 12 horas nocturno.** – **Tomar una cucharadita de AOVE (aceite de oliva virgen extra) con limón en ayunas.** – Valorar suplementación: betaína, enzimas, bilis, colagogos.				
SIBO H2S	– **Antibiótico farmacológico:** *Rifaximina.* – **Antibiótico natural (Herbáceos):** orégano, neem, quercetina. – **Bismuto.** – **Molibdeno.**		– Dieta baja en azufre.					
SIFO	– **Antibiótico farmacológico:** *Metronidazol.* – **Antibiótico natural (Herbáceos):** aceite de orégano (valorar aromatograma).		– Dieta baja en hidratos de carbono o dieta cetogénica.					

4

SIBO REBELDE O RESISTENTE AL TRATAMIENTO.

BIOFILMS O BIOPELICULAS

POR MAR ALONSO

Las *biopelículas* o *biofilms* son comunidades estructuradas y organizadas de microorganismos que representan una de las formas de vida más favorables en la Tierra. Son una extraordinaria estrategia de supervivencia de los microorganismos que les permite habitar bajo condiciones ambientales desfavorables. Son estructuras tridimensionales complejas formadas por un agregado de microorganismos incrustados en una matriz autoproducida de sustancias poliméricas extracelulares (EPS) que se adhieren a una superficie biológica o no biológica.

A diferencia de las células de libre flotación, las células de la biopelícula tienden a desarrollar resistencia a los entornos hostiles y toleran mejor factores estresantes como el déficit de nutrientes, la deshidratación y los agentes antimicrobianos. Las biopelículas actúan como fortificaciones microbianas para resistir el estrés y mantener la vida y hacen que las bacterias sean resistentes a antibióticos y al sistema inmune.

Suelen estar compuestas por comunidades multiespecie altamente estructuradas con interrelaciones entre sus individuos que están muy próximas al comportamiento de los organismos pluricelulares. Es una estrategia adaptativa de los microorganismos, que permite incrementar sus posibilidades de supervivencia en el medio ambiente

Comunidad microbiana caracterizada por células que están unidas irreversiblemente a un sustrato o interfaz o entre sí, embebidas en una matriz de sustancias poliméricas extracelulares autoproducidas y que exhiben un fenotipo diferente al de esas mismas células en forma planctónica con respecto a la tasa de crecimiento y a la transcripción de genes.

Las *biopelículas bacterianas* son las más estudiadas y se conocen muchos detalles moleculares sobre sus procesos de formación. La mayoría de las bacterias puede existir dentro de biofilms adheridos a superficies en una interfase sólido/líquida. La investigación de los biofilms bacterianos es mucho más difícil que la de las bacterias planctónicas, pero sumamente necesaria. El enfoque, centrado en el desarrollo de bacterias planctónicas en cultivos de laboratorio (una condición muy diferente a los ambientes microbianos verdaderos), limita la comprensión respecto a las interacciones entre bacterias y huéspedes. Una muy pequeña fracción de las bacterias se halla en forma planctónica o de libre flotación. Se estima que el 99% de todas las células bacterianas existen en calidad de biofilms, y tan solo un 1% vive en estado planctónico.

Las bacterias biofilms poseen una expresión génica diferente respecto a sus contrapartes planctónicas, originando bacterias fenotípicamente distintas. Se ha encontrado que hasta el 30% de los genes puede expresarse de manera diferente entre la misma bacteria desarrollada en condiciones planctónicas o en un biofilm. La investigación actual trabaja en identificar tanto los genes responsables de la transición de biofilm a planctónica, como aquellos que están expresados únicamente en biofilms y que son indispensables para mantenerlos. Los biofilms hospedan un medioambiente muy dinámico, donde se intercambia material genético tal como plásmidos (ácido desoxirribonucleico extracromosómico), enzimas y otras moléculas. La tasa de transferencia génica, mediada por plásmidos, está enormemente incrementada entre bacterias biofilms. Se ha planteado que cepas bacterianas de importancia clínica unidas a plásmidos desarrollan biofilms más fácilmente y sin plásmidos asociados, producen solo microcolonias. Los plásmidos pueden codificar resistencia a múltiples antimicrobianos.

La capacidad de formar biofilms no se restringe a las bacterias, parásitos como la *Giardia duodenalis,* hongos como *Candida albicans* e incluso ciertos virus como el HTLV-1, también son formadores de biofilms. En los últimos años se han adquirido conocimientos sobre el desarrollo de biopelículas de arqueas, de las cuales muchas especies pueden adherirse a superficies bióticas y abióticas y formar estructuras complejas de biopelículas.

Las biopelículas o estructuras multicelulares se aceptan como el estilo de vida microbiano dominante en la naturaleza, lo que les dota de una enorme capacidad para evadir las defensas y la respuesta inmunitaria del organismo y, a menudo, resultan ser intratables con los antibióticos.

> El conocimiento del desarrollo de las biopelículas y las interacciones que existen dentro de ella es de gran importancia para elaborar una estrategia eficaz para revertir las disbiosis intestinales.

Resistencia a agentes antimicrobianos en una biopelícula

Las bacterias biofilm presentan una organización estructural que las hace resistentes a los mecanismos de defensa del huésped. Los biofilms, revestidos con SPE (sustancias poliméricas extracelulares) y conteniendo múltiples microcolonias bacterianas en su interior, se convierten en estructuras demasiado grandes como para ser fagocitadas, reduciendo la accesibilidad del sistema inmune a las bacterias. El biofilm provee de una barrera física que aumenta la resistencia de patógenos a las defensas del huésped. Además, las bacterias de los biofilms responden pobremente a los tratamientos antibióticos y no pueden prevenirse mediante inmunización. Según publicaciones recientes, por lo menos el 65% de todos los procesos infecciosos bacterianos humanos, podrían involucrar biofilms. Los antibióticos utilizados habitualmente se seleccionan por su actividad frente a bacterias planctónicas, lo que no puede extrapolarse a esa misma bacteria cuando lo hace en el interior de un biofilm.

Las bacterias biofilms son muy resistentes a los antibióticos, son capaces de sobrevivir frente a concentraciones antibióticas miles de veces mayores respecto a las bacterias planctónicas.

Existen diferentes hipótesis sobre el desarrollo de la resistencia a antimicrobianos:

1. **Penetración lenta o incompleta del antibiótico en el biofilm:** la matriz de exopolisacáridos constituye una barrera que impide o dificulta el acceso a este. Aunque algunos antibióticos logran ingresar con cierta facilidad en la matriz, pueden ser desactivados en esta por acción de polímeros extracelulares y tener tan solo una difusión limitada dentro del biofilm.

2. **Generación de bacterias persistentes:** la matriz extracelular retarda la velocidad de penetración del agente antimicrobiano a la biopelícula. Las bacterias generan una respuesta ante el estrés, haciendo que la actividad de las células cambie como respuesta a estímulos del ambiente. Como consecuencia, se generan bacterias persistentes, que son capaces de resistir a los agentes antimicrobianos permitiendo nuevamente la colonización de la superficie por parte de las bacterias en biopelícula.

3. **Causas metabólicas:** una baja actividad metabólica de las bacterias biofilm por limitación de oxígeno y nutrientes puede causar que ingresen en un estado de lentificación o cese de su mitosis, especialmente aquellas situadas más profundamente, con lo cual dejan de ser susceptibles a los antimicrobianos. Además, se ha descrito la formación de nichos anaeróbicos en zonas profundas de biofilms debido a consumo completo del oxígeno en las capas superficiales.

Algunos antibióticos son comprobadamente menos eficaces contra la misma bacteria en condiciones anaeróbicas que aeróbicas. Además, la acumulación de productos ácidos en el biofilm puede conducir a diferencias significativas de pH entre el exterior y el interior de este, interfiriendo con la acción del antibiótico.

4. **Cambios genéticos:** se producirían modificaciones en la fisiología de las bacterias biofilm y la aparición de genes específicos, producto de cambios genéticos, que potenciarían mecanismos de resistencia a múltiples antibióticos.

5. **Formación de esporas:** esta hipótesis plantea la posibilidad de génesis de una subpoblación de bacterias biofilm con un estado fenotípico muy especial y altamente protegido, con una diferenciación símil esporas. Este planteamiento es apoyado por investigaciones que muestran resistencia en biofilms recientemente formados, aun cuando estos son demasiado delgados para constituir una barrera a la penetración de agentes antimicrobianos.

El intestino y las biopelículas

Es importante dejar de considerar a los microorganismos intestinales de manera individual y considerar a la microbiota como una comunidad de biopelículas donde los microbios interactúan constantemente entre sí y con las células huésped.

> El intestino es el reservorio más grande de la microbiota humana y es un soporte natural para las biopelículas. El biofilm sirve para conectar los miembros de la microbiota, las moléculas y las células de la mucosa del huésped.

Estas comunidades microbianas complejas colonizan nuestras mucosas, forman estructuras polimicrobianas y sistemas de alimentación cruzada entre especies, lo que da a las bacterias la capacidad de habitar nichos ecológicos, comunicarse con las células huésped y resistir el estrés ambiental. Las células sésiles (adheridas a una superficie) tienen una fisiología radicalmente diferente a las células planctónicas, lo que resulta en una mayor resistencia antimicrobiana y virulencia.

Tanto los comensales como los patógenos forman biopelículas cuando colonizan y ocupan un nicho ecológico. Muchos microbios han desarrollado sistemas para unirse a la mucina, la glucoproteína que es el componente principal de la mucosa, pero no solo incluyen patógenos que unen esta unión a las estrategias de invasión, sino también comensales, como *Lactobacillus rhamnosus* que tienen pili de unión al moco. En condiciones de salud, la biopelícula generalmente se forma sobre la capa de moco, mientras que, en condiciones de enfermedad, las biopelículas penetrarán en dicha capa y podrían exponer al epitelio intestinal del huésped a contenidos luminales, enteropatógenos y patobiontes, que pueden desempeñar un papel desencadenante o contribuyente en el desarrollo de enfermedades.

94% Saludable 40% Intestino irritable 66% Colitis ulcerosa	Biofilm ⊖	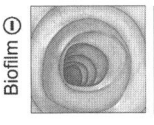	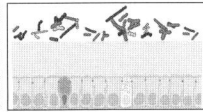Diversidad bacteriana ↑ *F. prausnitzii* ↑
6% Saludable 60% Intestino irritable 34% Colitis ulcerosa	Biofilm ⊕	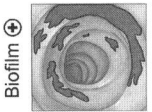	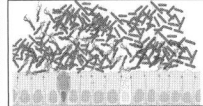Diversidad bacteriana ↓ *F. prausnitzii* ↓ *R. gnavus & E.coli* ↑ Ácido biliares primarios ↑ Diversidad bacteriana/ aderencia ↑

Gastroenterology

La microbiota intestinal en presencia y ausencia de biofilms.

Los microorganismos intestinales pueden usar todos sus posibles estilos de vida en el intestino: pueden estar completamente incrustados en biopelículas, pueden estar en modo planctónico o pueden haberse dispersado recientemente de biopelículas.

Las biopelículas que interactúan con las superficies gastrointestinales pueden estar compuestas de cientos a miles de células, pero también contener menos células dispuestas como pequeños grupos y agregados alrededor de mucina en el lumen o unidos a partículas de alimentos. Las biopelículas suelen estar compuestas por células con diferentes fenotipos, varias variantes genotípicas de una cepa y/o diferentes cepas de la misma especie.

Las biopelículas intestinales, tal como hemos visto, no son necesariamente marcadores de enfermedad. Hasta no hace mucho tiempo se pensaba que la superficie mucosa del colon estaba desprovista de biopelículas microbianas y que la presencia de biopelículas podría estar asociada con enfermedad intestinal. Sin embargo, se han visualizado biopelículas en superficies gastrointestinales sanas incrustadas dentro de una matriz rica en mucina en abejas, peces, anfibios, ratas, ratones, primates, y en apéndice y colon humanos. Estas biopelículas permiten la existencia de reservorios bacterianos que pueden ser clave en la estabilidad y la resiliencia de la microbiota intestinal humana. Así que no es simplemente la presencia o ausencia de biopelículas lo que marcará el estado de enfermedad, sino la presencia de características anormales del biofilm que podrían reflejar un fenotipo microbiano alterado.

El biofilm mucoso puede transformar los restos digestivos, los metabolitos del huésped y los xenobióticos de prácticamente cualquier clase de compuesto dietético, incluidos polisacáridos complejos, lípidos, proteínas y fitoquímicos. Esta función metabólica conduce a la producción de metabolitos con efectos beneficiosos para la salud como vitaminas y ácidos grasos de cadena corta, y a la eliminación de compuestos tóxicos.

Numerosos factores y vías están involucrados en la relación simbiótica entre los tejidos del huésped y sus biopelículas mucosas *in vivo*. El anfitrión puede ejercer una acción directa persistente en su biopelícula mucosa a través de la secreción de mucina, vesículas de membrana, péptidos antimicrobianos, inmunoglobulinas, sulfuro de hidrógeno y proteasas. Por otro lado, los componentes de la biopelícula de la mucosa: las proteínas secretadas, polisacáridos, proteasas, sulfuro de hidrógeno, las vesículas de membrana y los ácidos nucleicos, podrían activar los mecanismos de defensa del huésped.

Se han observado biopelículas de especies mixtas, en su mayoría de naturaleza patógena, en infecciones dentales y gástricas, así como en enfermedades intestinales, y en cáncer de colon.

Las biopelículas polimicrobianas que contienen patógenos potenciales parecen ser una señal de advertencia temprana del desarrollo de una enfermedad. La progresión de la enfermedad y la densidad del biofilm están correlacionadas positivamente, y se considera que los biofilms constituyen un «punto de inflexión» entre la salud y la enfermedad.

Los patógenos formadores de biopelículas clave y las moléculas asociadas son prometedores como biomarcadores.

Quorum Sensing

La unión de los microorganismos a una superficie y posterior formación de un biofilm necesita que las bacterias se cercioren de que han efectuado contacto. Para lograrlo requieren de *señales químicas coordinadas* que les permitan comunicarse entre ellas. El desarrollo de interacciones célula-a-célula se facilita por la estrecha proximidad existente entre las bacterias biofilm. Esta interrelación, vía mensajeros de pequeñas moléculas, denominada Quorum Sensing, beneficia a la bacteria al permitirle sentir la presencia de microorganismos vecinos, determinar la densidad de la población existente y responder a eventuales condiciones cambiantes.

El proceso Quorum-Sensing funciona debido a que cada bacteria que se une a una superficie produce una molécula señal. A medida que se unen más bacterias, se incrementa la concentración local de esta señal. Una vez logrado esto, se inducen diferentes fenómenos en la bacteria, para iniciarse la diferenciación biofilm. Cuando una comunidad de bacterias alcanza un número umbral, la bacteria puede sincronizar, optimizar su metabolismo y participar en una comunidad para formar una biopelícula. Si no hay un número suficiente de bacterias en la vecindad, los costes de la producción de un biofilm para una bacteria individual superan los beneficios. Este mecanismo está mediado por pequeñas moléculas anfipáticas en bacterias Gramnegativas y pequeños péptidos en bacterias Grampositivas. Su objetivo es coordinar determinados comportamientos o acciones entre microorganismos del mismo género, de acuerdo con su número.

Intervenciones terapéuticas, posibles estrategias para combatir enfermedades por biofilms

El reconocimiento de que el biofilm es responsable de un grupo significativo de enfermedades humanas posibilita la búsqueda de nuevos enfoques para su tratamiento y prevención.

Posibles estrategias

- Los SCFA son **inhibidores** naturales **de la formación de biopelículas,** especialmente el ácido butírico. Las disminuciones inducidas por antibióticos en los niveles de ácidos grasos de cadena corta se correlacionan con una mayor colonización gastrointestinal de *Candida albicans*. El aporte de SCFA disminuye este crecimiento.

- Utilizar un **agente disruptor de biopelícula** como la N-acetilcisteína (NAC).

- **Inhibir la adhesión** mediante la alteración de la superficie. Una alternativa para disminuir la fijación a superficies incluye uso de agentes quelantes, que limitan el hierro, el cual es necesario para la adhesión de los *pili* de *Pseudomonas* sp.

- **Romper su estructura multicelular.** Si la multicelularidad del biofilm es derrotada, las defensas del huésped pueden ser capaces de resolver la infección logrando, de esta manera, restituir la eficacia de los antibióticos. Terapias potenciales incluyen enzimas que disuelvan los polímeros de la matriz, reacciones químicas que bloqueen la síntesis de la matriz del biofilm y el empleo de análogos de proteínas y péptidos señalizadores que interfieran con la comunicación célula-a-célula, indispensables para la formación de un biofilm.

- Algunos antibióticos parecen **inhibir la síntesis de polisacáridos** y, de esta manera, degradarían la protección de la superficie del biofilm. Reducen la matriz que cubre el biofilm, aunque las bacterias mismas sean resistentes al antibiótico. Se ha demostrado que los antibióticos macrólidos parecen inhibir la síntesis de polisacáridos y, de esta manera, degradarían la protección de la superficie del biofilm. Estos antimicrobianos podrían tener un efecto inmunomodulador logrando impedir señales bacterianas. El tratamiento de biofilms con claritromicina reduce la matriz que cubre el biofilm, tanto de *P aeruginosa* como de *S epidermidis,* aunque las bacterias mismas sean resistentes al antibiótico.

- **Cambios en el medioambiente** a través de inhibición competitiva por otras bacterias (estreptococos alfa) o incremento de la tensión de oxígeno (en pacientes con tubos de timpanostomía). La *Artemisia absinthium* (en una preparación espagírica adecuada que utiliza el totum de la planta) crea un ambiente contrario a las bacterias señalizadoras de la formación de biofilm.

- La furanona (producida por el alga *Delisea pulchra*) **bloquea el sistema quorum sensing** y la consiguiente formación de biofilm. En la actualidad se intenta desarrollar inhibidores de la formación de biofilm basados en derivados de la furanona, ya que esta molécula es extremadamente tóxica.

- Intervenciones terapéuticas centradas en **restaurar el biofilm del huésped,** como el uso de probióticos que pueden producir biopelículas con éxito y superar al patógeno.

PUNTOS CLAVE . . . .

- Los biofilms son estructuras tridimensionales complejas (como si fueran «un escudo») que se adhieren a superficies biológicas y no biológicas.

- Los microorganismos pueden generar biopelículas o biofilm. En un contexto de salud, la biopelícula se forma en la capa de moco favoreciendo una mucosa protectora de alterantes; no obstante, en contexto de enfermedad los microorganismos alterantes generan ese moco para aumentar sus posibilidades de supervivencia limitando el efecto de los antimicrobianos y favoreciendo las infecciones crónicas.

- En las últimas investigaciones se ha demostrado que los virus también pueden formar biopelículas similares a las biopelículas bacterianas.

- Existen algunos compuestos que pueden ayudar a destruir el biofilm en contexto patológico y favorecer la destrucción del microorganismo alterante: los AGCC, enzimas, *Artemisia absinthium,* probióticos, etc.

5

SIBO Y PARÁSITOS

El término *parasitosis intestinal* hace referencia a la presencia de infección parasitaria en el intestino.

La distribución de la parasitosis es mundial, existiendo un mayor riesgo en zonas con malas condiciones higiénicas.

En España, las infecciones parasitarias más frecuentes suelen ser de *Giardia lamblia, Blastocystis hominis, Taenia solium, Entamoeba histolytica, Enterobius vermicularis* y *Anisakis simplex.* Se estima que la parasitosis constituye el 10% del total de las diarreas estudiadas y su diagnóstico está infravalorado.

Existen 2 tipos de parásitos

- **Protozoos:** organismos unicelulares como las amebas *(E.histolytica)*, G. flagelados *(G.lamblia)*, coccidios *(Crypstoporidium)* y *blastocystis hominis.*

- **Helmintos:**

  – Tremátodos: son gusanos monoicos *(Fasciola hepática y Schistosoma)*.

  – Cestodos: son gusanos planos *(T. Solium y T.Saginata)*.

  – Nematodos: son gusanos cilíndricos alargados *(A. Lumbricoides, E. Vermicularis, A. Simplex y T.Trichiura)*.

Sintomatología

Es variable. Se puede ser asintomático o presentar síntomas intestinales y extraintestinales como:

- **Síntomas intestinales:** gases, dolor cólico, diarrea, diarrea con moco o sangre, distensión abdominal, náuseas, vómitos y picor perianal.

- **Síntomas de neuroinflamación:** cansancio, niebla mental, ansiedad y depresión.

- **Alteración metabólica:** cambios en la composición corporal (ganancia o pérdida de peso) y resistencia a la insulina.

- **Síntomas de exceso de histamina:** picores, dermatitis y migrañas.

Factores de riesgo

- Viajes.
- Pacientes inmunocomprometidos.
- Beber o bañarse en agua contaminada.
- Picaduras de insectos.
- Ingerir comida mal tratada o contaminada.
- La jardinería.

Múltiples disfunciones y alteraciones que pueden generar los parásitos:

- Competencia por los nutrientes, los alimentos y nuestra sangre.

- Los lipopolisacáridos (LPS) de las bacterias gramnegativas son un fuerte desencadenante inflamatorio que también aumenta la permeabilidad intestinal y crea endotoxemia.

- La inflamación y los radicales libres en el torrente sanguíneo aumentan la permeabilidad vascular sistémica, lo que abre la barrera hematoencefálica.

- Las infecciones por helmintos regulan positivamente la respuesta TH2 (alergia, histamina e intolerancia alimentaria).

- Las infecciones por protozoos aumentan la TH1 (infecciones virales).

- Disminución de los niveles de butirato, lo que contribuye a la ruptura de la barrera intestinal.

- El hígado continúa arrojando toxinas y radicales libres al intestino, pero tiene un flujo bidireccional que devuelve las toxinas al hígado cuando hay inflamación en el tubo digestivo.

La *endotoxemia* se caracteriza porque:

- Aumenta la permeabilidad intestinal y cerebral.

- Puede constituir un factor en la endometriosis.

- Aumenta la enfermedad del hígado graso no alcohólico, así como el intestino irritable.

- Aumenta la presión arterial.

- Aumenta la obesidad y desencadena la resistencia a la insulina y diabetes.

- Eleva los triglicéridos y el colesterol, disminuye el HDL.

Los parásitos tienen un alto potencial de transmisión, por lo que, si presentan parásitos, es conveniente que descartes si tu pareja o familia los pueden presentar también.

Su detección puede ser a través de análisis fecal por microscopio (esta técnica suele dar muchos falsos negativos) y por PCR (análisis de ADN parasitario en heces).

En el tratamiento es muy común optar por fármacos, aceites esenciales y probióticos (como *L. reuteri* y *S. boulardii*) y, según el tipo de respuesta inmunológica generada por el parásito, se optaría por usar una dieta baja en hidratos de carbono o baja en histamina.

La presencia de parasitosis se relaciona con la presencia de SIBO

¿Qué parásitos afectan más al SIBO? ¿Qué habría que tratar antes: el SIBO o la parasitosis?

En mi experiencia, en primer lugar deberíamos tratar el intestino grueso antes de tratar el intestino delgado, ya que una de las principales razones por las que se genera un SIBO es por presentar un tránsito intestinal lento (estreñimiento) o rápido (diarrea) y ambos pueden estar causados por la presencia de parasitosis. Si el intestino inferior no funciona, básicamente crea esa zona estancada en nuestro intestino delgado en el que las bacterias fermentan.

Entonces, si tratamos en primer lugar estas infecciones generadas en la parte inferior del intestino, favorecemos el equilibrio microbiano en la parte superior.

En el tratamiento parasitario es importante saber el tipo de parásito que se presenta, la respuesta inmunológica que genera, si existe presencia de biofilms, la capacidad de detoxificación y el estado inmunológico de la persona (es decir, el estado de sus defensas).

A veces, al tratar al parásito, puede aparecer la «reacción de Herxheimer», en la que se genera un cuadro inflamatorio y síntomas desagradables (náuseas, dolores de cabeza y fiebre). Esta reacción se genera porque el parásito se está defendiendo del ataque, ya que no quiere morir y empieza a soltar sustancias tóxicas como defensa.

Si nuestra capacidad de detoxificación es baja, es más probable que sintamos más síntomas desagradables, por lo que es muy recomendable tratar el parásito favoreciendo la buena detoxificación y la eliminación de las sustancias tóxicas. No obstante, no debemos alarmarnos ante los síntomas, ya que esta reacción significa que estamos en el camino correcto.

Para favorecer la detoxificación, es recomendable emplear en el tratamiento suplementos detoxificantes, tomar agua ozonizada sin cloro, insuflación, uso de enemas en el colon, saunas, hidroterapia y la terapia de inyección neuronal, en la cual se inyectan anestésicos en bajas concentraciones en puntos específicos del cuerpo en pacientes que presentan disfunción neurológica, lo que genera un reseteo del sistema nervioso autónomo, eliminando desequilibrio electroquímicos.

Algunos parásitos que suelen estar asociados al SIBO son la *Entamoeba, Blastocystis hominis, Cryptosporidium y Giardia.*

Al eliminar los parásitos, la gente se siente instantáneamente mucho mejor. En algunos pacientes, tratando la parasitosis el SIBO desaparece y en otros, sin embargo, no se tiene parasitosis, pero el SIBO sigue ahí y se debe tratar.

Si, tras tratar la parasitosis, los síntomas persisten, habría que valorar si existe SIBO u otras infecciones por hongos, disfunciones neurológicas e infecciones virales.

A partir de ahí, uno de los últimos pasos será experimentar con hierbas. Para ayudar en este proceso, si sospecha que tiene una infección o está realizando una limpieza anual de rutina, estos son algunos de los mejores **alimentos naturales y remedios herbales para matar los parásitos de forma natural:**

Ajo fresco

El ajo es capaz de ralentizar y matar más de 60 tipos de hongos y 20 tipos de bacterias, así como algunos de los virus más potentes.

> El ajo tiene las funciones de matar parásitos y controlar infecciones fúngicas secundarias. También desintoxica mientras estimula suavemente la eliminación y posee propiedades antioxidantes para proteger contra la oxidación causada por las toxinas del parásito.

Los componentes activos del ajo que matan los parásitos son la alicina y el ajoeno, pueden matar las amebas, incluidas las variedades unicelulares, así como los oxiuros y los anquilostomas.

Papaya

Las frutas tropicales azucaradas generalmente no se recomiendan cuando se trata de parásitos. Sin embargo, esta fruta en particular tiene una gran capacidad para destruir muchos gusanos parásitos, incluidos la mayoría de los gusanos intestinales y la tenia.

Clavo

El clavo contiene el agente germicida conocido como eugenol. También contiene cariofileno, que es un poderoso agente antimicrobiano. Estos componentes viajan a través del torrente sanguíneo, matando parásitos microscópicos y larvas y huevos de parásitos.

Semillas de calabaza crudas

Contienen una grasa natural que es tóxica para los huevos de los parásitos. La cucurbitina en las semillas de calabaza ha mostrado actividad antiparasitaria, ya que tiene la capacidad de paralizar a los gusanos para que se desprendan de las paredes intestinales.

Cúrcuma

Esta es quizás una de las hierbas más poderosas y útil para casi todo. Cuenta con poderosas propiedades, es un anticancerígeno, antiinflamatorio, cicatrizante, expulsador de gusanos y un purificador general del cuerpo. Esta es una hierba muy segura para consumir regularmente para mantener la salud, así como para usar con fines medicinales. Combínalo con aceite de coco y pimienta negra para una mejor absorción.

Jengibre

Un miembro de la familia de la cúrcuma, el jengibre tiene muchas cualidades similares. También aumenta la circulación y ayuda a todos los problemas digestivos. Es particularmente bueno para los gases y las náuseas asociadas con la muerte de parásitos. También mejora la producción de ácido estomacal, lo que mata a los parásitos y nos protege de infectarnos en primer lugar. El jengibre fresco es mejor para eliminar la mucosidad, mientras que el jengibre molido es mejor para calentar el sistema digestivo. Tomar ambos.

El nogal negro es muy eficaz contra las tenias, los oxiuros, la *Candida albicans* (infecciones por levaduras) y la malaria. También es eficaz para reducir los niveles de azúcar en la sangre y ayudar al cuerpo a deshacerse de las toxinas.

Alimentos probióticos

Recuerde tomar probióticos al final del día mediante un protocolo a base de hierbas antiparasitarias porque lo eliminan todo, incluidas las bacterias beneficiosas. Los mejores probióticos se basan en alimentos como el chucrut, el kéfir y los yogures crudos.

Dieta para desparasitar

En lo que respecta a la alimentación, según la sintomatología se va a llevar a cabo una dieta **baja en hidratos de carbono** (la misma que explicamos en el sobrecrecimiento fúngico) **o una dieta baja en histamina** si existen síntomas de exceso de histaminas como puede ser picores, dolores de cabeza, rinitis y reacciones cutáneas.

La histamina es una molécula que se encuentra en todas las células del cuerpo, y es un componente natural en muchos alimentos. En presencia de infección parasitaria se produce una mala metabolización de la histamina que hace que aumente su concentración en la sangre generando mayor sintomatología e inflamación. Por ello, **en una primera fase** de eliminación del parásito, **se van a reducir los alimentos ricos en histamina** descritos en la tabla **y consumir a diario:** aceite de coco, semillas de calabaza, tomillo, orégano y ajos.

Alimentos recomendados ante la parasitósis		
	Evitar/moderar	**Priorizar**
FRUTA	Cítricos (naranja, pomelo, mandarina, limón, kiwi, piña), plátano, aguacate, fresones, papaya, uvas y mango.	**Todas las demás.** Preferiblemente **de temporada.**
GRASAS	Aceites vegetales refinados. Mantequilla industrial. **Grasas trans** usadas en bollería industrial. Margarina. Frutos secos (nuez, cacahuete, almendra, avellana), **cacao.**	**Aceite de oliva** virgen extra. **Aceite de coco** virgen extra. **Aguacate.** **Tahini** (crema de sésamo). **Semillas** de sésamo.
CARNES	**Carne procesada** (embutidos, fiambres, salchichas), jamón serrano, jamón cocido.	**Carne fresca o congelada** de pollo, pavo y conejo.
PESCADOS/ MARISCOS	**Pescados de gran tamaño** y preparados de pescado. **Pescados azules y mariscos:** (sardinas, sepia, cangrejo y langostino). **Conservas y ahumados:** salmón e higado de bacalao.	Pescados **blancos frescos o congelados** (bacalao, merluza, besugo, dorada, lenguado, mero, gallo, pescadilla, cazón).
HUEVO	**Clara cruda.**	**Clara cocinada** (según tolerancia) y yema.
VERDURA	Col fermentada (chucrut), alcaparras, pepinillos y cebollitas en vinagre, brotes de soja, calabacín, calabaza, berenjenas, tomate, salsa de tomate, espinacas, champiñones y pimientos.	**Todas las demás.**

	Evitar/moderar	Priorizar
LÁCTEOS	Lácteos y productos derivados de **vaca, cabra y oveja.** Nata, crema de leche, salsas.	Bebidas y yogures vegetales de **coco y avena.**
CEREALES/ TUBÉRCULOS/ LEGUMBRES		**Granos libres de gluten** (arroz, patata, boniato, quinoa, avena, trigo sarraceno) **y legumbres** (según tolerancia). **Consumirlo realizando fibra prebiótica:** dejar enfriar 24 horas en la nevera.
BEBIDAS	Zumos, refrescos, bebidas alcohólicas, té rojo, negro, zumo de tomate, bebidas energéticas.	Agua, infusión sin especias, té blanco y verde.
ESPECIAS	Salsas de soja, tomate, curry, glutamato monosódico, vinagres, anís, nuez moscada, picantes.	Orégano, albahaca, cúrcuma, menta.

La tabla es orientativa, el tipo de dieta se tiene que personalizar y estar adaptada por un nutricionista experto en microbiota.

PUNTOS CLAVE . . . .

- La presencia de parásitos en el intestino grueso es una de las causas de SIBO persistentes.

- La detección de parásitos debe realizarse a través de microscopía y PCR (para evitar falsos negativos).

- Se trata a través de tratamientos farmacológicos y valorando el uso de semillas de calabaza, nogal, cúrcuma, ajo negro, jengibre o papaya.

- La alimentación a llevar a cabo se ajustará al tipo de reacción inmunitaria producida. Si hay síntomas de exceso de histamina se usará una dieta baja en histamina y si no los hay, se usará una dieta baja en hidratos de carbono.

6

SIBO Y TIROIDES. UNA ESTRECHA RELACIÓN

Existe una clara y estrecha conexión intestino-tiroides, entre otras razones porque intestino y tiroides comparten el mismo origen embriológico, pero también por similitud de síntomas.

Existen varios estudios sobre las diferencias en la composición de la microbiota intestinal en pacientes con enfermedades tiroideas en comparación con individuos sanos.

En la enfermedad de Hashimoto (que es la tiroiditis autoinmune que normalmente se manifiesta con hipotiroidismo, pero también puede ocasionar hipertiroidismo), la microbiota genera mucho interés, no solo por una posible alteración del eje microbiota-inmunidad, que tiene cada vez más relevancia en las enfermedades autoinmunes, sino también por la interacción fisiológica que existe entre la microbiota y la tiroides para mantener un nivel hormonal óptimo.

La glándula tiroides es la principal encargada de controlar y regular el metabolismo. Si el tiroides presenta una baja actividad, produce muy poca cantidad de hormonas tiroideas, y esta afección se denomina *hipotiroidismo*. Las personas que padecen hipotiroidismo utilizan la energía de forma más lenta y su metabolismo también se ralentiza. Otra situación se plantea cuando el tiroides presenta una actividad excesiva, liberando gran cantidad de hormonas tiroideas a la sangre. Esta alteración del funcionamiento del tiroides se conoce como hipertiroidismo y provoca una alteración del metabolismo.

Tiroides y microbiota

La tiroides es una glándula en forma de mariposa ubicada en la base del cuello, a uno y otro lado de la tráquea. Produce y libera las hormonas tiroideas. Estas hormonas afectan a todas las células del cuerpo y controlan la mayor parte de las funciones del mismo.

El tiroides fabrica dos hormonas, la Tiroxina (T4) y la Triyodotironina (T3). Para poder fabricarlas se necesita un aporte mínimo de yodo, que es un elemento imprescindible en la formación de estos compuestos. El yodo se encuentra en la naturaleza, especialmente en el mar y en sus productos, como el pescado, el marisco y las algas. También en algunos vegetales, pero en pequeñas cantidades y de manera muy irregular. Durante el embarazo es necesario un adecuado aporte de yodo para el buen desarrollo del feto. Los médicos pueden saber de forma directa cómo funciona el tiroides mediante la medición de los niveles de las hormonas tiroideas en la sangre.

La tiroides es el órgano con mayor contenido de selenio por gramo de tejido. Aunque cantidades muy pequeñas de selenio parecen suficientes para su actividad adecuada, este mineral parece tener un impacto en el desarrollo de patologías de la tiroides. El valor de suplementos de selenio en trastornos tiroideos autoinmunes es bastante conocido.

En la enfermedad de Graves, los resultados con suplementos de selenio en eutiroidismo se están logrando más rápidamente y parecen tener un efecto beneficioso sobre la orbitopatía inflamatoria leve.

Hipotiroidismo

El *hipotiroidismo* es una alteración de la glándula tiroidea que hace que esta funcione por debajo de lo normal, produciendo una menor cantidad de hormonas tiroideas. Las mujeres mayores de 50 años están más predispuestas a sufrir esta enfermedad.

Existen muchas razones por las que se desarrolla el hipotiroidismo. Uno de los motivos más frecuentes es la falta de yodo. La glándula tiroides necesita yodo para producir las hormonas tiroideas, y la baja cantidad de este elemento en la dieta provoca que el tiroides deje de funcionar correctamente. Algunos alimentos ricos en yodo son el pescado azul, los pescados en salazón, el cordero, el atún y los huevos.

La causa más frecuente del hipotiroidismo en países desarrollados es la tiroiditis de Hashimoto, que es una patología autoinmune, y ya hemos hablado de la relación de las enfermedades autoinmunes y la hiperpermeabilidad intestinal.

Se llama *tiroiditis,* porque se produce un proceso de inflamación indoloro que puede dañar la glándula y reducir su capacidad de funcionar correctamente.

Algunos de los síntomas que puede presentar el hipotiroidismo:

- Cansancio crónico sin motivo aparente.
- Debilidad.
- Piel seca.
- Intolerancia al frío.
- Caída de pelo.
- Dificultad de concentración.
- Mala memoria.
- Estreñimiento.
- Discreto aumento de peso.
- Reglas muy abundantes.

Cuestionario diagnóstico de hipotiroidismo y SIBO.

SECCIÓN 1 – SIBO

- Me han diagnosticado SIBO.
- La prueba de aliento con lactulosa nunca se ha normalizado.
- Sigo teniendo síntomas de SIBO, a pesar del tratamiento.
- Persisten la diarrea y estreñimiento alternantes.
- El malestar abdominal persiste.
- La hinchazón persiste.
- Persiste el dolor abdominal, la flatulencia excesiva y los eructos.
- Persiste la sensibilidad/intolerancia alimentaria.
- No tengo síntomas mientras como pocos alimentos.
- No tengo síntomas mientras continúe el tratamiento antimicrobiano.
- No tengo síntomas mientras sigo tomando laxantes, procinéticos y otros agentes que promueven la motilidad.

Puntuación _____

(TRES o más pueden ser indicativos de SIBO en curso).

SECCIÓN 2 – TENDENCIAS DE LA TIROIDES «HIPOTIROIDEA»

- Energía baja.
- Baja temperatura.
- Estado de ánimo bajo, depresión.
- Baja inmunidad (enfermar con frecuencia o fácilmente).

Puntuación _____

(DOS o más pueden ser indicativos de función tiroidea baja).

**SECCIÓN 3 – OTROS SIGNOS Y SÍNTOMAS ASOCIADOS
CON EL HIPOTIROIDISMO**

- Movimientos lentos, habla lenta, tiempo de reacción lento.
- Debilidad.
- «Niebla del cerebro».
- Aumento de peso/dificultad para perder peso.
- Dolores musculares.
- Dolores de cabeza.
- Piel seca y áspera.
- Problemas de uñas.
- Adelgazamiento del cabello.
- Pérdida de cabello.
- Hinchazón.
- Edema.
- Problemas de encías.
- Cambios visuales.

Puntuación _____

(4 o más pueden ser indicativo de función tiroidea baja o continuación función tiroidea baja a pesar del tratamiento de la tiroides).

**SECCIÓN 4 – CONDICIONES MÉDICAS ASOCIADAS
CON DISTIROIDISMO**

- Problemas para tragar.
- Nódulos tiroideos.
- Historia de enfermedad autoinmune.

- Antecedentes familiares de distiroidismo o enfermedad autoinmune.

Puntuación _____

(Más de 3 pueden asociarse con distiroidismo).

SECCIÓN 5 – CONDICIONES MÉDICAS ASOCIADAS CON EL HIPERTIROIDISMO

- Urgencia para defecar.
- Heces blandas o diarrea.
- Transpiración excesiva, «siempre caliente», Exoftalmos (proptosis).
- Palpitaciones del corazón, pulso rápido.
- Agitación o hiperactividad.
- Antecedentes familiares de distiroidismo.
- Historia familiar de enfermedad autoinmune.
- Colesterol alto o dislipidemia.
- Problemas de presión arterial.
- Problemas del ciclo menstrual.
- Esterilidad.
- Problemas menopáusicos.

Puntuación _____

(4 o más puede asociarse con hipertiroidismo).

NOTAS INTERPRETATIVAS

1. Esta herramienta no debe reemplazar la evaluación y el diagnóstico adecuados realizados por un profesional médico.
2. La SECCIÓN 1 puede ayudarte a comprender si el SIBO es un problema continuo, a pesar del tratamiento.
3. Las SECCIONES 2 a 5 pueden ayudarte a comprender si en la tiroides puede estar una de las causas subyacentes que contribuyen al SIBO.
4. Si la herramienta indica una perpetuación de SIBO, así como un posible distiroidismo, se te recomienda realizar una evaluación adicional.

Ingestas recomendadas de yodo

Las ingestas de yodo recomendadas se sitúan entre 70 y 290 µg diarios que varían en función de la edad y la situación fisiológica. Su importancia biológica radica en que forma parte de la estructura química de las hormonas tiroideas, suponiendo el 59 % del peso de la T3 y 65 % de la T4.

Agentes que pueden afectar a la función tiroidea

Esta lista es muy importante, ya que no solo tenemos que plantearnos cuándo existe un nuevo diagnóstico de hipotiroidismo antes de comenzar el tratamiento con hormona tiroidea, sino que cuando presentamos la hormona tiroidea bien controlada, el paciente acude a la consulta con un repentino «descontrol» de su analítica, antes de modificar su dosis quizá deberíamos plantearnos las siguientes circunstancias:

- **Tratamiento con litio:** aunque no se conocen sus mecanismos de actuación, la presencia de litio parece aumentar la prevalencia de la enfermedad. El litio a dosis bajas puede inhibir la liberación de hormonas tiroideas, y a dosis altas, inhibir la organificación del yodo.

- **Tóxicos alimentarios o ambientales:** los tiocianatos presentes en diversos contaminantes ambientales, como el tabaco, y diversos alimentos, como el repollo, la mandioca, el nabo, la mostaza o el colinabo, podrían inducir al bocio si su consumo se propicia como alimento base.

- **La soja** es pobre en yodo y a su vez aumenta la pérdida fecal de hormona tiroidea, y puede producir bocio. Es por ello por lo que las fórmulas infantiles que contienen este nutriente acostumbran a estar enriquecidas con yodo.

- **Permeabilidad intestinal y disbiosis:** La permeabilidad se ha postulado como una situación imprescindible para que se desencadene el proceso autoinmune. Además de la cirugía, trauma, quemaduras, sepsis, pancreatitis y *shock*, se han identificado en la literatura otros factores de riesgo como posibles causas de defectos de permeabilidad intestinal, detallados en la tabla a continuación. La microbiota es en gran medida la encargada de mantener la permeabilidad intestinal, alterada fundamentalmente por una dieta rica en grasas saturadas y baja en fibra, tóxicos ambientales y estrés psicoemocional.

Factores asociados con el desarrollo de defectos en la permeabilidad intestinal
Inflamación intestinal.
Estrés oxidativo de la mucosa.
Estrés.
Medicamentos antiinflamatorios no esteroideos (AINE).
Consumo de alcohol.
Intolerancia a la leche de vaca.
Sobrecrecimiento bacteriano del intestino delgado.
Insuficiencia pancreática.
Infecciones intestinales.
Ictericia obstructiva.

- **Factores infecciosos:** Virus de Epstein Barr (VEB), Citomegalovirus, *Yersinia enterocolitica, Borrelia burgdorferi, Candida albicans,* etc., se han propuesto como microorganismos implicados en el desarrollo de las tiroiditis autoinmunes, siendo el más relevante el VEB.

- **Intoxicación crónica por mercurio y otros tóxicos:** los tóxicos son otro importante factor gatillo como agente ambiental. Podrían tener efecto por daño directo en la mucosa intestinal y en la célula folicular tiroidea y por interaccionar con el sistema inmune mucoso. Se ha demostrado una relación directa entre concentración plasmática de mercurio y de hormonas tiroideas.

- **Déficit de vitamina D:** El déficit de vitamina D genera pérdida de tolerancia a antígenos propios, produce autoanticuerpos y daño celular directo; lo que acaba generando autoinmunidad.

- **Gluten:** Existe un innegable aumento de prevalencia de enfermedad celiaca en pacientes con enfermedad tiroidea. Esto puede ser explicado en parte por el aumento de *inmunosensibilidad* en los pacientes con enfermedad celiaca, como parte del Síndrome Poliglandular Autoinmune; por la deficiencia de elementos como el yodo y el selenio debido a la mala absorción o debido a anticuerpos que afectan ambos a tejidos diana. Además, el gluten (gliadinas y glutaminas) y otras proteínas del trigo, en pacientes no celíacos, generan permeabilidad intestinal por daño directo en la mucosa intestinal.

- **Exceso de yodo o bajo ratio Se/I:** Un exceso de yodo siempre que exista un déficit de selenio, reduce la actividad de la TPO. La actividad de los anticuerpos también parece verse aumentada en esta situación y consigue restaurarse al administrarse selenio y metionina vía oral.

- Otros dos factores relevantes y que se comportan de forma similar son los *estrógenos* y el *estrés,* por ser factores desencadenantes. La respuesta inmunitaria en el hipotiroidismo y en muchas enfermedades autoinmunes es predominantemente Th1. Tanto los estrógenos como el estrés desvían esta respuesta a Th2, es decir, tendría un efecto «protector». Cuando el estrés o los estrógenos decrecen (por ejemplo, en el postparto, en el caso de los estrógenos) y existen las situaciones comentadas previamente, se facilita la respuesta Th1, obteniéndose un entorno más propicio para el desarrollo de la Enfermedad de Hashimoto, de aparición muy frecuente tras un importante estrés, después del embarazo o tras la menopausia.

Manejo nutricional del hipotiroidismo

Si tenemos que recomendar una nutrición específica para hipotiroidismo, recomendamos que sea una dieta antiinflamatoria, rica en verduras y hortalizas, frutas y pescados azules de pequeño tamaño, ya que los de gran tamaño suelen contener cantidades importantes de mercurio orgánico; reducir las grasas saturadas; pocos cereales, y sin gluten y legumbres (aunque existen muchos autores como la doctora Myers que prefieren dieta del estilo paleo, retirando cereales y legumbres como en cualquier enfermedad autoinmune).

Deberá ser libre de tóxicos, evitando alimentos procesados y priorizando rotar alimentos para reducir la respuesta inmunológica. Como bien se ha comentado, los cereales con gluten alteran directamente la mucosa intestinal, por lo que deberá valorarse la retirada de trigo y otros cereales con gluten —la avena empieza a ser aceptada por su bajo contenido en gluten (16%)—. No se recomiendan las harinas procesadas sin gluten, sino consumir cereales originariamente sin gluten: trigo sarraceno, teff, quinoa, arroz, amaranto, etc.

> Habrá que evitar la soja (en grandes cantidades) y las isoflavonas, ya que inhiben la peroxidasa tiroidea, la absorción de yodo y parece ser que reducen la biodisponibilidad de las HT.

Los isotiocianatos (presentes en el brócoli, coles…) reducen la absorción de yodo por parte del tiroides, pero solamente serían perniciosos en caso de déficit de este.

Para tratar la *permeabilidad intestinal,* aparte de una dieta saludable, deberemos valorar tratar con glutamina y probióticos y prebióticos específicos, según la alteración en el espectro de la microbiota.

Para tratar los agentes infecciosos se puede realizar soporte del sistema inmunitario con micoterapia (suplementos de hongos sinérgicos), calostro bovino u otras sustancias inmunomoduladoras. Valorar tratamiento específico, en caso de presencia de virus, con microinmunoterapia.

Tendremos que realizar tratamiento específico para bacterias intestinales y/o *Candidas,* en caso de presencia de estos microorganismos.

Deberemos suplementar con vitamina D, ya que los estudios muestran mayor prevalencia de déficit de vitamina D, siendo el déficit menor de 30 ng/dl.

Hay que valorar retirar amalgamas y cambiar los empastes por cerámica, en un dentista especializado. Retirar los pescados azules de gran tamaño, como bien se ha comentado antes.

La *chlorella* parece reducir la absorción, aumentar la eliminación en algunos tejidos y eliminar algunas neurotoxinas, así como el cilantro elimina algunas neurotoxinas. Podemos valorar administrar quelantes del mercurio.

Ácidos grasos de cadena corta y tiroides

Cuando se habla del concepto del eje intestino-tiroides, vale la pena mencionar los ácidos grasos de cadena corta (AGCC).

Son un producto de la fermentación anaeróbica por parte de la microbiota intestinal de carbohidratos no digeribles, especialmente almidón resistente, que se encuentra, por ejemplo, en vegetales y semillas. Los AGCC juegan un papel esencial en la comunicación entre el tracto gastrointestinal y el cuerpo como un todo, participando directa o indirectamente en los procesos que tienen lugar en todo el cuerpo. Los AGCC más importantes son el ácido acético, propiónico y butírico, que están presentes en el intestino en una proporción de 60:25:15, respectivamente. Su acción incluye principalmente mecanismos antiinflamatorios, la inducción de procesos de regeneración epitelial y el apoyo a la función colónica, así como la modulación indirecta del metabolismo de lípidos, hormonas y energía.

La enfermedad de Graves y la tiroiditis de Hashimoto son trastornos autoinmunes, y se ha sugerido que su desarrollo a menudo está relacionado con una barrera intestinal comprometida, lo que permite el paso de microorganismos patógenos. Como se mencionó anteriormente, los AGCC modulan la respuesta inmune y tienen propiedades antiinflamatorias.

En este contexto la presencia de butirato es particularmente valiosa, ya que el vínculo entre los AGCC y la función tiroidea parece estar confirmado.

Tiroides y SIBO

Existe una relación clara entre estas dos entidades, tal como vamos a exponer en este apartado.

Cuando evaluamos las causas de SIBO «resistente» al tratamiento (o recidivante), las alteraciones tiroideas son una de las causas que no debemos dejar sin explorar.

Según el doctor Pimentel, uno de los mayores referentes en esta patología, el SIBO es más bien un «metafenómeno», y no una patología primaria en sí misma.

Relación embriológica entre el SIBO y tiroides

La relación entre SIBO y la glándula tiroides se da en el contexto de la relación que tiene el intestino con aquella, comenzando en la embriología. A medida que el ser humano se desarrolla como embrión, la glándula tiroides se origina en el intestino anterior, lo que quiere decir que la tiroides y el tracto gastrointestinal se desarrollan juntos a partir de tejidos relacionados, lo cual podría explicar lo relacionada que está la tiroides con el intestino en el ser humano desarrollado:

- Existen relaciones existentes entre el intestino y la tiroides a través del hígado (recordemos que es parte del sistema digestivo) que es donde las hormonas tiroideas realizan un 80% de su metabolismo.

- La circulación enterohepática (la forma en que la glándula tiroides parece secretar las hormonas a través de la bilis): las hormonas tiroideas son producidas en el tiroides, pasan al torrente circulatorio y llegan al hígado; este secreta la bilis en el intestino, que a su vez luego se reabsorbe. Y esta es una de las formas de autorregulación de la secreción de hormonas tiroideas a través del TGI.

- La secreción de HCL y secreciones mucosas, así como la secreción pancreática, dependen en gran parte de las hormonas tiroideas.

Tiroides y complejo migratorio motor

Probablemente, la superposición más significativa entre el intestino/ SIBO y tiroides viene a través de la motilidad intestinal, debido al Complejo Motor Migratorio (CMM). Ya es bastante conocida la relación estrecha entre disfunción de CMM y SIBO. Sabemos que el tiroides es uno de los principales reguladores de la motilidad intestinal, y la razón por la que estos dos «círculos» se superponen es porque los problemas de tiroides y los problemas gastrointestinales centrados en SIBO a menudo se presentan conjuntamente, lo que significa que pueden crear los mismos síntomas: diarrea, estreñimiento, distensión abdominal, dolores abdominales y fatiga.

Ya en el año 2004, un artículo publicado en la revista *Minerva gastroenterology and Dietology* determinó que:

- Las enfermedades tiroideas podrían estar relacionadas con alteraciones en la motilidad.

- Cualquier segmento del TGI puede estar implicado.

- Las manifestaciones típicas de disfunción tiroidea pueden estar enmascaradas principalmente en ancianos.

- Los síntomas digestivos ocasionados por la motilidad alterada pueden esconder una enfermedad subyacente escondida y deben ser por tanto analizados.

Como ya hemos visto, la glándula tiroides fabrica y secreta básicamente dos hormonas: una es la T4 o *levotiroxina,* y la otra es la T3, o *triyodotironina*. Constantemente se convierte la T4 en T3 a medida que la necesitamos, en cada momento y en cada tejido, en todas partes del cuerpo. Es tan fundamental para el metabolismo de todos los tejidos de todos los órganos, no solo del tracto gastrointestinal, que existe un mecanismo regulador muy complejo que ocurre fundamentalmente en los tejidos periféricos y no en la propia tiroides.

Tenemos que recordar que la T4 es, en realidad, una «prohormona», ya que la que tiene efecto realmente sobre la célula periférica es la T3. En condiciones de estrés (y en otras, Síndrome del eutiroideo enfermo), la T4 se convierte de forma preferente de rT3 (T3 reversa), que no tiene efecto tisular.

El estreñimiento se asocia principalmente con el hipotiroidismo y la diarrea; más con hipertiroidismo. Los hipertiroideos pueden estar estreñidos por otras razones; y los hipotiroideos también pueden tener diarrea por otras razones (una de ellas es que sean hipotiroideos con SIBO).

Sintomatología del hipotiroidismo

La sintomatología del hipotiroidismo suele ser bastante *coincidente* con muchos de los rasgos que observan en el SIBO:

- Fatiga y confusión mental.
- Problemas cognitivos.
- Frialdad (no siempre con SIBO, sino en hipotiroidismo).
- Inmunodepresión.
- Disfunción de neurotransmisores.
- Depresión.
- Cambios de humor.
- Problemas de memoria.
- Piel seca y pérdida de cabello.

Las mujeres relatan sintomatología muy similar a la menopausia. Hay molestias menstruales en mujeres premenopáusicas, dolor articular y muscular. La hipercolesterolemia suele ser también bastante común.

En el hipertiroidismo nos encontramos la situación contraria: hipermetabolismo, calor excesivo, «hiperactividad muscular», palpitaciones, en ocasiones taquicardia (aumento de frecuencia cardíaca), hipersudoración (las personas con hipotiroidismo tienden a no sudar).

Respecto al intestino delgado, vemos una disminución del peristaltismo en el hipotiroidismo y un aumento del hipertiroidismo. Sin embargo, ambos pueden causar SIBO por diferentes razones. Cualquier alteración en la motilidad donde hay una falta (o exceso) de ella establece un entorno en el que puede desarrollarse un SIBO. En el hipertiroidismo, donde hay demasiado peristaltismo, las heces pueden moverse tan rápido que la comida no se mezcla adecuadamente con los componentes de la digestión que se necesitan para digerir adecuadamente, lo cual desencadena mala absorción y SIBO.

Es decir, aunque normalmente el hipotiroidismo cause estreñimiento, y el hipertiroidismo diarrea, como el SIBO es muy frecuente en el hipotiroidismo, si está presente también puede causar diarrea fácilmente: en todos los casos de SIBO con diarrea o estreñimiento, ya sea que el metano predomine o no, deberá evaluarse la función tiroidea de manera habitual (T4L, T3L, TSH, y, si podemos, T3 y RT3).

Si bien, como ya hemos señalado varias veces, el hipotiroidismo se ha asociado con motilidad gastrointestinal alterada (disminuida) desde el principio, desde 2010 se han realizado numerosos estudios que muestran directamente, aunque de manera poco concluyente, que los síntomas gastrointestinales en el hipotiroidismo deben evaluarse para detectar la posibilidad de SIBO.

> Una de las principales conclusiones de todo lo expuesto anteriormente es que: *el hipotiroidismo se asocia con el desarrollo y la persistencia de SIBO*

Tratamiento de la disfunción tiroidea

Debemos tener en cuenta el tratamiento de la disfunción tiroidea como «tratamiento coadyuvante» del SIBO, fundamentalmente si este no está funcionando (o si el paciente hipotiroideo no mejora a pesar del correcto tratamiento de su hipotiroidismo).

El 12% de la población estadounidense, según la *American Thyroid Association,* desarrollará una patología tiroidea, más aún si se empieza a considerar lo que llamamos *hipotiroidismo subclínico,* un hipotiroidismo que la mayoría de los médicos de carácter convencional no tratarán (T3 y T4 libres son normales, pero TSH está elevada).

La prevalencia de disfunción tiroidea en el SII (Síndrome de intestino irritable) es muy alta: el 19% de los pacientes con SII con predominio de diarrea tiene alguna disfunción tiroidea y el 27,8% de SII con predominio de estreñimiento.

Resulta interesante tener en consideración que estas estadísticas surgieron de estudios en los que SIBO ni siquiera se consideró. Recordemos que el concepto de «SIBO» es relativamente nuevo, el de SII lleva mucho más tiempo empleándose en la terminología médica.

Algunos profesionales expertos en SIBO, fundamentalmente en EE. UU. (como el doctor Gary Gainer, en cuya charla se ha basado esta sección) han empleado hormonas tiroideas para el tratamiento del SII, y a menudo han funcionado. Como él menciona, posiblemente estaba tratando SIBO a través de la tiroides, incluso cuando no sabían lo que estaban haciendo, cuando solo estaban «tratando los problemas de motilidad que causaban la tiroides».

Merece la pena analizar un estudio de 2017 con 50 pacientes hipotiroideos y 40 controles sanos en el que a los pacientes con hipotiroidismo se les administró solo medicación T4, y se normalizaron (tenían pruebas de tiroides normales) antes de que se les hiciera la prueba SIBO con GBT (que significa prueba de glucosa en el aliento que se usaba, y todavía se usa, por algunos médicos para realizar pruebas de SIBO). 27 de los 50 pacientes dieron positivo para SIBO mediante pruebas de aliento con glucosa. Estoy segura de que con lactulosa sería un número mayor. Recibieron siete días rifaximina y tuvieron una tasa de descontaminación del 78,4 %. Las conclusiones del estudio fueron que una vez que SIBO se establece en el hipotiroidismo, o en la fase de hipotiroidismo, no desaparece espontáneamente, ni siquiera cuando se logra el eutiroidismo. El desarrollo de SIBO y la persistencia de un exceso de bacterias podrían modular la función neuromuscular y las manifestaciones clínicas. Y el hipotiroidismo manifiesto es de hecho un factor de riesgo para SIBO.

En otro estudio polaco de 2018, los investigadores reclutaron a 34 pacientes con diarrea SIBO, 30 pacientes con estreñimiento y 30 controles. Los niveles de hormona tiroidea fueron similares tanto en pacientes con SIBO como en los pacientes de control. Pero los pacientes con SIBO con estreñimiento predominante tenían pruebas tiroideas características del hipotiroidismo. Se midió la TSH, la T3 libre y la T4 libre, y los anticuerpos contra TPO o peroxidasa tiroidea (que es una de varias medidas para la enfermedad de Hashimoto), la principal causa de hipotiroidismo. El resultado es que fueron significativamente más altos en los grupos SIBO en comparación con el grupo de control, así como los niveles de TSH. Esto realmente quiere decir que los pacientes con SIBO tienen más susceptibilidad o bien una comorbilidad de una enfermedad tiroidea autoinmune que los pacientes que no tienen SIBO.

PUNTOS CLAVE ·

- El mensaje principal de este apartado para «llevar a casa» sería que existe una relación evidente entre SIBO y disfunción tiroidea, tanto en una dirección como en la contraria, y que en este contexto hay que tener en consideración la existencia de la disfunción tiroidea subclínica y de la posibilidad de tratamientos no solo con T4 sino también con T3.

- Los tóxicos, la soja, la permeabilidad, disbiosis (SIBO), virus (VEB), intoxicaciones, déficit de vitamina D, el gluten, el estrés o la mala detoxificación de los estrógenos, son agentes que pueden afectar a la función tiroidea y se deben considerar en el tratamiento de SIBO.

- El uso de suplementación con ácidos grasos de cadena corta mejora la función tiroidea y el SIBO por sus propiedades antiinflamatorias e inmunomoduladoras.

- Las alteraciones tiroideas se relacionan con alteraciones en el complejo migratorio motor, lo cual afecta directamente a padecer SIBO (y viceversa). Por ello, el estreñimiento es común en hipotiroidismo y en SIBO de metano, así como la diarrea está relacionada con el hipertiroidismo.

- Por tanto, se debe realizar un estudio completo de la función tiroidea en pacientes con SIBO y SII, y en pacientes con hipo o hipertiroidismo que cursen con cualquier tipo de alteración digestiva, no pensar exclusivamente que es debido a la propia disfunción hormonal e investigar la posibilidad de alteraciones de la microbiota.

7

SIBO Y OBESIDAD, ALGO QUE NO DEBERÍAMOS PERDER DE VISTA

La *obesidad es* una patología con una prevalencia en aumento y muy importante desde un punto de vista sociosanitario y económico. El exceso de peso corporal es el sexto factor de riesgo más importante que contribuye a la carga total de enfermedad en todo el mundo.

La obesidad puede definirse como un exceso de grasa corporal (no de peso) y que se asocia a un riesgo claramente elevado para la salud.

Si bien el tratamiento del sobrepeso/obesidad se basa inexorablemente en la alimentación adecuada y el ejercicio físico, existe una tendencia en aumento de la búsqueda, por parte de los pacientes, de tratamientos complementarios o alternativos para el manejo de este problema, debido a las limitaciones terapéuticas de la medicina convencional.

Aplicar la conocida premisa básica de calcular el metabolismo basal (gasto energético o «velocidad a la que se consumen calorías») y disminuir aproximadamente las calorías ingeridas en unas 500 kcal/día para conseguir una pérdida de peso de 1 kg/semana, no siempre es suficiente.

De hecho, en la práctica clínica, en la mayoría de las ocasiones los pacientes llevan una alimentación adecuada o incluso hipocalórica (realizando ese déficit calórico mencionado) y realizan ejercicio físico, y aun así no logran perder peso.

Factores para prevenir SIBO y obesidad

1. **Equilibrio del PH.** La *acidosis* no solo nos conduce a enfermedades degenerativas y al envejecimiento mientras que la *alcalosis* nos lleva a un estado óptimo de salud, sino que en muchas ocasiones es la alimentación «acidificante» la responsable de la lenta o nula pérdida de peso en algunas dietas.

2. **Equilibrio hormonal.** Las hormonas son mensajeros químicos que transportan información y que se transforman en una actuación concreta. Antes de comenzar una dieta debemos descartar problemas hormonales (hipotiroidismo, resistencia a la insulina, hipercortisolismo, hipogonadismos, etc.). Asimismo, podemos optimizar nuestra alimentación para que nuestra producción hormonal sea la adecuada (por ejemplo, no tomar hidratos por la noche).

3. **Índice glucémico (IG).** Es la medida de la velocidad de entrada de carbohidratos en el torrente sanguíneo y representa el índice de liberación de azúcar en la sangre al ingerir un alimento rico en hidratos de carbono. Cuanto mayor sea la velocidad de entrada, mayor será la producción de insulina. Debemos mantener la insulina en niveles adecuados, ya que, aparte de regular el azúcar en la sangre, controla el almacenamiento de grasa, además de ser un marcador e inductor de inflamación.

4. **Ejercicio físico.** Poseemos un organismo estructurado para el movimiento. Necesitamos hacer ejercicio, que deberá ser adaptado a la edad y circunstancias correspondientes. No obstante, la mejor combinación parece ser un par de días a la semana de tonificación/musculación (el metabolismo basal depende directamente de la masa muscular, y para mantener la misma es importante este tipo de ejercicio), y aeróbico (correr, bici, caminar) al menos tres veces por semana (una hora diaria).

5. **Factores psicológicos.** Por un lado, es necesario el apoyo psicológico (o *coach nutricional*) en la mayoría de las personas con sobrepeso/obesidad. Esta es la razón por las que triunfan los grupos de apoyo o terapias de grupo.

6. **Microbiota y fisiología digestiva.** Se ha demostrado que las características individuales de la flora intestinal determinan en gran medida el riesgo de obesidad. El combinar apropiadamente los alimentos conlleva una óptima digestión, lo cual facilita la pérdida de peso. Vamos a profundizar en este punto, objeto de este capítulo:

Microbiota intestinal y dieta

La dieta es un modulador de la composición y la función de la microbiota intestinal. La dieta puede alterar la microbiota intestinal, ya que se ha demostrado que la microbiota se altera rápidamente cuando se expone a cambios bruscos e importantes en la dieta. Si son a corto plazo, como cambiar de dietas veganas a carnívoras, o agregar más de 30 gramos de fibra por día, o seguir una dieta con un contenido diferente de grasa/fibra, pueden cambiar tanto la función como la composición de forma significativa en menos de 48 horas.

Se ha demostrado que las dietas enriquecidas con fibra (que origina cambios en la microbiota del huésped) mejoran la resistencia a la insulina en personas delgadas y obesas con diabetes.

Sin embargo, son los hábitos alimenticios a largo plazo los más importantes para una microbiota intestinal estable, si bien variaciones similares de la dieta no tienen exactamente las mismas consecuencias en cada individuo.

No obstante, algunos autores sugieren que, aunque estos cambios se producen, son relativamente cortos e inestables y la microbiota de cada individuo tiende a retornar a «su patrón inicial individual», existiendo por tanto un control del equilibrio intestinal «propio e individual» más allá de la dieta.

Microbiota y diabetes Tipo 2

Aunque esta parte pueda resultar un poco «técnica», vamos a repasar algunos de los mecanismos que relacionan microbioma y enfermedades metabólicas.

Los primeros estudios de asociación de todo el metagenoma humano demostraron correlaciones altamente significativas de bacterias intestinales específicas, ciertos genes bacterianos y las vías metabólicas respectivas con la diabetes tipo 2.

Especialmente en el caso de las bacterias productoras de butirato como *Roseburia intestinalis* y *Faecalibacterium prausnitzii,* las concentraciones en sujetos con diabetes tipo II fueron más bajas. Esto respalda la creciente evidencia de que el butirato y otros ácidos grasos de cadena corta pueden ejercer efectos inmunometabólicos muy relevantes.

La llamada *endotoxemia,* ya descrita previamente, que resulta como consecuencia de la hiperpermeabilidad intestinal y la existencia de algunas bacterias patógenas intestinales, también se ha observado en pacientes con síndrome metabólico y diabetes tipo 2 y podría desempeñar un papel clave en la inflamación metabólica.

Curiosamente, ciertos fármacos antidiabéticos como la *metformina* también interfieren con la microbiota intestinal.

La Akkermansia muciniphila, una de las bacterias más importantes productoras de moco (por eso catalogada como «flora mucoprotectora») podría disminuir en la diabetes y cuando se administra a modelos animales y humanos ejerce efectos antidiabéticos.

Por lo tanto, a medida que vamos evidenciando una «firma intestinal» específica para *diabetes mellitus* tipo 2, nos damos cuenta del importante papel que podría jugar a la hora de diseñar nuevos tratamientos para esta enfermedad tan frecuente.

Microbiota y obesidad

También en este caso encontramos varios estudios, en su mayoría modelos animales, que demuestran que la microbiota es un factor importante en el desarrollo de la obesidad.

Esto se ilustra en un estudio en ratones que los investigadores denominan ob/ob genéticamente obesos, que tuvieron una reducción del 50% de *Bacteroidetes* y un aumento de *Firmicutes* en comparación con sus hermanos delgados.

Estas diferencias afectan el potencial metabólico de la microbiota intestinal, y se sabe que estos ratones ob/ob tienen una mayor capacidad para obtener energía de los alimentos ingeridos. Además, esta obtención de energía mucho más eficiente es un rasgo transmisible a ratones libres de gérmenes (técnica que se utiliza con animales para estudiar las acciones de la microbiota) a través de un trasplante de microbiota, lo cual resulta en un aumento de la obesidad de los mismos.

Se observa una composición similar de la microbiota en sujetos humanos obesos y la ecología microbiana en humanos cambia con la pérdida de peso. Este rasgo transmisible de la microbiota intestinal también se ha informado en humanos.

Hay un estudio fascinante que demuestra que la microbiota humana transferida de gemelos obesos discordantes a ratones cambió su fenotipo (es decir, que la microbiota de un sujeto obeso puede hacer «engordar» al que la recibe), lo que subraya la posible causalidad. El trasplante de la microbiota intestinal del gemelo obeso humano aumentó significativamente la masa adiposa en los ratones receptores, y este efecto fue reproducible. Midieron el aumento de los niveles de butirato y propionato en ratones colonizados con microbiota intestinal humana magra (delgada) en comparación con la microbiota intestinal humana obesa. Esto demuestra que no solo la obesidad en ratones, sino también la obesidad en humanos, se pueden transmitir a través del trasplante fecal. También se ha demostrado que realizar un trasplante de microbiota fecal (FMT) de donantes humanos delgados a receptores humanos obesos con síndrome metabólico mejoró la sensibilidad a la insulina (y, por tanto, el control de la diabetes).

> Influir en la microbiota intestinal mediante el tratamiento con probióticos que contienen *Lactobacillus gasseri* demostró efectos positivos sobre el peso corporal en sujetos con sobrepeso y obesidad tratados en un ensayo de intervención controlado aleatorizado doble ciego. Esto también sugiere que las intervenciones en la composición microbiana podrían tener un impacto en el peso corporal (se demostró en un estudio, pero luego, en la práctica, es una intervención insuficiente por sí sola para conseguir pérdida de peso).

Actualmente el tratamiento más efectivo para la obesidad a largo plazo es la cirugía bariátrica. Curiosamente, cuando se centra principalmente en el *bypass* gástrico Roux-en-Y (RYGB), los efectos de la cirugía bariátrica superan la pérdida de peso sola, con cambios favorables en la función de las células beta en pacientes con DT2. Algo muy interesante que se observa en estos pacientes es que los beneficios metabólicos (es decir, las cifras de los análisis como la glucosa, los triglicéridos, etc.) se mejoran en unos pocos días después de la cirugía bariátrica, lo que sugiere un efecto independiente del peso.

Hasta ahora, este efecto se explicaba por un efecto de la secreción de ciertas hormonas del intestino delgado.

Estas hormonas derivadas del intestino tienen propiedades anoréxicas, como disminución del hambre, disminución de la ingesta de alimentos y retraso del vaciado gástrico (exactamente las mismas acciones de los fármacos que se utilizan para el tratamiento de la diabetes y la obesidad como *Saxenda, Ozempic,* etc.).

Ahora sabemos que no solamente es cuestión de estas hormonas intestinales, también la microbiota del huésped cambia rápidamente tras la cirugía bariátrica, lo cual nos muestra de nuevo la importante relación existente entre la microbiota y el control del peso corporal.

Microbiota y metabolismo

Siempre hemos sabido que la obesidad se acompaña de una inflamación crónica de bajo grado en el tejido adiposo, que no está relacionada con infección o daño tisular (es cuando tu endocrino te dice que «estás inflamado» porque tienes niveles elevados de proteína C reactiva). Se ha encontrado que ciertas sustancias que aumentan la inflamación —IL1, IL6, TNF alfa, proteína C reactiva— están asociadas con los siguientes marcadores en obesidad: índice de masa corporal (IMC), circunferencia de cintura o porcentaje de grasa corporal (es decir, a mayor obesidad, mayor inflamación).

La microbiota y el mantenimiento del peso

Las especies microbianas asociadas al mantenimiento de un peso saludable realizan ciertas conversiones metabólicas esenciales para el huésped, fundamentalmente relacionadas con la degradación de proteínas o polisacáridos complejos (de origen tanto animal como vegetal).

Dentro del conjunto de la microbiota bacteriana, los *Bacteroidetes* presentes representan la comunidad con la mayor capacidad fermentativa tanto de fuentes animales como vegetales.

Mecanismos que influyen en nuestro metabolismo

- La regulación del uso de energía procedente de los alimentos (ya explicada en párrafos anteriores).
- La interacción con moléculas de señalización involucradas en el metabolismo de estos microorganismos.
- La modificación de la permeabilidad intestinal.
- La liberación de hormonas intestinales.
- La inflamación crónica.
- La influencia en los neurotransmisores (dopamina: responsable de la motivación, la serotonina, responsable de la «felicidad», el GABA, responsable de la tranquilidad).

Tanto en humanos como en ratones, la obesidad se ha asociado con una diversidad reducida y *cambios característicos* en la microbiota, fundamentalmente los que citamos a continuación.

- Disminución de bacteroidetes y aumento de firmicutes.

- Aumento de bacilos gramnegativos.

- Disminución de la tensegridad de las membranas celulares (se hacen más rígidas y las células se comunican peor).

- Aumento de lipopolisacáridos de membrana (LPS) e incremento por tanto de la endotoxemia metabólica.

- Aumento de marcadores inflamatorios.

- Marcada disminución de *Akkermansia*.

Akkermansia muciniphila, perteneciente al género de las *verrucomicobia*, representa de un 1-5% de la microbiota fecal, y está presente en la leche materna. Descubierta en 2004, en un principio se pensó que era anaerobia, pero ahora se sabe que puede tolerar bajos niveles de oxígeno.

Es una bacteria esencial en la función muconutritiva productora de ácidos grasos de cadena corta (SCFA en inglés), y cuando se encuentra alterada puede afectar de forma negativa a la estabilidad y el mantenimiento de la mucosa intestinal, lo cual es perjudicial tanto para el huésped como para los demás miembros de la microbiota.

EL 40-50% de la energía disponible de los carbohidratos en la dieta se convierte en SCFA como acetato, propionato y butirato por parte de la microbiota colónica (fundamentalmente *Akkermansia*), que poseen un papel fundamental en la modulación de la insulinosensibilidad, la saciedad y la pérdida de peso, reducción de la inflamación y la regulación energética, entre otras.

Además del aumento de producción de moco (mediante el incremento de las células muciformes), presenta otras funciones esenciales en el control de la obesidad, esteatosis hepática (NAFLD) y diabetes tipo 2:

- Aumento de la síntesis de varios endocannabinoides intestinales que controlan la inflamación, la secreción de enterohormonas y la permeabilidad intestinal.

- Aumento del número y la capacidad secretora de células L (secretan GLP1 y GLP2, péptidos similares al glucagón que facilitan la pérdida de peso, como ya se ha comentado anteriormente).

- Aumentan la producción de *2-araquidonilglicerol* (2-AG), que reduce la endotoxemia metabólica y la inflamación.

- Incrementa la producción de GLP1 (regula la homeostasis de la glucosa, la insulinoresistencia y el gasto metabólico) y GLP2 (regula la permeabilidad intestinal).

Por todas esas razones, *Akkermansia* ha demostrado disminuir la grasa corporal, aumentar la cantidad de tejido adiposo pardo y contribuir al control de la glucemia en pacientes con DM 2.

Importancia de la biotina en la regulación de los trastornos metabólicos

La principal fuente de biotina del huésped humano proviene de la dieta, pero las bacterias intestinales también pueden sintetizar biotina y, por lo tanto, presumiblemente contribuir al estado de biotina del huésped. La biotina actúa como cofactor enzimático y, por ejemplo, participa en la carboxilación del *piruvato* a *oxaloacetato* y desencadena la biosíntesis de ácidos grasos, lo que contribuye al metabolismo del tejido adiposo y de todo el cuerpo.

> La deficiencia de biotina se ha descrito tanto en la obesidad como en la DT2; además, se ha demostrado que la suplementación con biotina mejora el metabolismo de la glucosa de los pacientes.

De acuerdo con los primeros hallazgos en sujetos con obesidad severa, se ha podido demostrar (en la línea de lo expuesto en párrafos anteriores) que la cirugía bariátrica, tanto en humanos como en animales, condujo a un aumento de los productores de biotina microbiana y a un aumento de biotina del huésped.

Acción metabólica de los ácidos grasos de cadena corta (AGCC) derivados de microbiota intestinal

La dieta es una fuente importante de sustratos para la producción de moléculas pequeñas por la microbiota intestinal.

Después de la absorción, estas moléculas pueden tener un efecto directo sobre los hepatocitos a través de la absorción y el transporte en la vena porta.

Tras escapar del metabolismo de primer paso en el hígado, estas pequeñas moléculas circulan sistémicamente y, de esta manera, pueden contribuir a diversos efectos sobre la fisiología del huésped.

Dependiendo del sustrato (aminoácidos, lípidos, carbohidratos, hierro) que llegue a la luz intestinal, los microbios intestinales pueden o no generar metabolitos específicos (aromáticos). La mayoría de los carbohidratos no digeribles son fermentados por la comunidad microbiana para producir AGCC, de los cuales el acetato, propionato, lactato y butirato son los más importantes.

La respuesta posterior del huésped depende de la proporción relativa de SCFA y del aclaramiento hepático posterior, donde inducen lipogénesis hepática de novo y otros procesos, mientras que solo un pequeño subconjunto ingresa a la circulación sistémica. Cabe destacar que no todos los AGCC tienen efectos metabólicos similares. El papel causal de las cepas bacterianas intestinales en la producción de SCFA se ha demostrado claramente mediante el uso de un tratamiento con antibióticos orales que indujo profundos efectos sobre la producción de la mayoría de estos metabolitos por la microbiota intestinal. La importancia del hierro como sustrato se demostró en ratas: la deficiencia de hierro se correlacionó con niveles más bajos de AGCC en colon, como propionato y butirato, en comparación con ratas con suficiente hierro. Se observó un aumento de la abundancia de *Lactobacilli* y *Enterobacteriaceae*, además de una disminución significativa de *Roseburia spp./E grupo rectole,* productoras de butirato en ratas con deficiencia de hierro. La reposición de hierro aumentó significativamente las concentraciones de butirato fecal.

Los AGCC representan aproximadamente del 5 al 10% de la fuente de energía del cuerpo. A este respecto, el butirato se conoce como un sustrato energético clave tanto para los colonocitos como para los enterocitos y se ha descrito que desempeña un papel en el gasto de energía al estimular la respiración mitocondrial y también aumentar la oxidación de los ácidos grasos.

Se cree que los AGCC son capaces de funcionar como moléculas de señalización al unirse a los receptores acoplados a proteínas G Gpr41 (FFAR3) y Gpr43 (FFAR2), y por lo tanto afinar o mejorar el metabolismo. Además, los ratones con deficiencia de Gpr43 se vuelven obesos cuando se alimentan con una dieta normal, mientras que los ratones con sobreexpresión de Gpr43 permanecen delgados incluso cuando consumen una dieta alta en grasas. Se demostró que la activación mediada por SCFA de Gpr43 condujo a la supresión de la señalización de insulina en el tejido adiposo de estos ratones.

Finalmente, la activación de Gpr43 por SCFA en células L enteroendocrinas intestinales (pequeñas) induce la liberación de GLP-1 (por ejemplo, *Ozempic, Saxenda,* son análogos de GLP1) que también puede afectar la sensibilidad a la insulina a través de la respuesta incretina.

En conclusión, los AGCC derivados del intestino son una fuente importante de energía, pero también son capaces de actuar como moléculas de señalización en el tejido adiposo, ejerciendo así una influencia en el equilibrio energético.

Microbiota intestinal en el metabolismo de los lípidos

En las últimas décadas ha quedado claro que muchos mecanismos inmunes metabólicos, inflamatorios e innatos también están coordinados por lípidos (derivados de la dieta). La importancia nutricional de los lípidos de la dieta es inequívoca, pero también funcionan como ligandos (proinflamatorios) que se unen a los receptores nucleares.

La acumulación de lípidos junto con la inflamación de bajo grado es un sello fisiopatológico de la aterosclerosis. Hay evidencia emergente de que el origen de la aterosclerosis está relacionada con las diferencias interpersonales del microbioma intestinal.

Otros reguladores intestinales clave del metabolismo de los lípidos y el colesterol son los *ácidos biliares,* que están involucrados en facilitar la absorción intestinal y el transporte de nutrientes, vitaminas y lípidos derivados de la dieta. Mientras que la producción de bilis se lleva a cabo en el hígado (y se ve facilitada por productos derivados del catabolismo de los lípidos), el 95% de todos los ácidos biliares se reabsorberán en el íleon terminal y posteriormente serán reabsorbidos por el hígado, constituyendo la llamada circulación enterohepática. *La microbiota intestinal es responsable de convertir la sal biliar primaria en sales biliares secundarias mediante la deshidroxilación de ácidos biliares.*

Aunque los ciclos cortos de antibióticos orales afectan a la composición de la microbiota intestinal y el metabolismo de los ácidos biliares en humanos, encontramos efectos diferenciales en el metabolismo de la glucosa. Una intervención más drástica en la fisiología intestinal como es la cirugía bariátrica (para la obesidad) también tiene una gran influencia en la circulación de ácidos biliares enterohepáticos. Por ejemplo, se han informado mayores concentraciones de ácidos biliares plasmáticos primarios después de la cirugía de obesidad tipo «*bypass* gástrico», mientras que este efecto no se ha visto después de la banda gástrica ajustable.

Microbioma intestinal en el apetito

La *obesidad* se define como un desequilibrio entre la ingesta de energía (generalmente la ingesta de alimentos) y el gasto de energía. El cerebro es un regulador clave en la detección de alteraciones en el equilibrio energético e induce respuestas metabólicas y de comportamiento para corregir estas alteraciones. El hipotálamo juega un papel importante en la regulación tanto de la ingesta de alimentos como de la homeostasis energética, al recibir información neuronal hormonal y (vagal) de la periferia.

> El eje intestino-cerebro se destaca cada vez más como una vía importante que conecta la microbiota intestinal y sus metabolitos con la regulación central del metabolismo.

Por ejemplo, en un estudio reciente, los ratones fueron expuestos a una dieta alta en grasas con butirato (AGCC), ya sea intragástrica o administrada por inyección intravenosa. Curiosamente, la administración intragástrica redujo la ingesta de alimentos en un 21% en 24 horas, mientras que la inyección intravenosa no condujo a ningún cambio de comportamiento en la ingesta de alimentos, lo que sugiere que el efecto del butirato en el comportamiento de alimentación es indirecto a través de un mecanismo que involucra circuitos neuronales intestinales.

También se ha demostrado que cambiar la composición del microbioma intestinal con prebióticos afecta los niveles de otras hormonas en la vena porta, incluido GLP-1, que a su vez afecta la ingesta de alimentos, seguido de una disminución en el peso corporal y la masa grasa (de ahí la eficacia de la fibra soluble antes de las comidas como el famoso «glucomanano», no solo para producir «efecto llenado» en el estómago, sino por este mecanismo que acabamos de explicar).

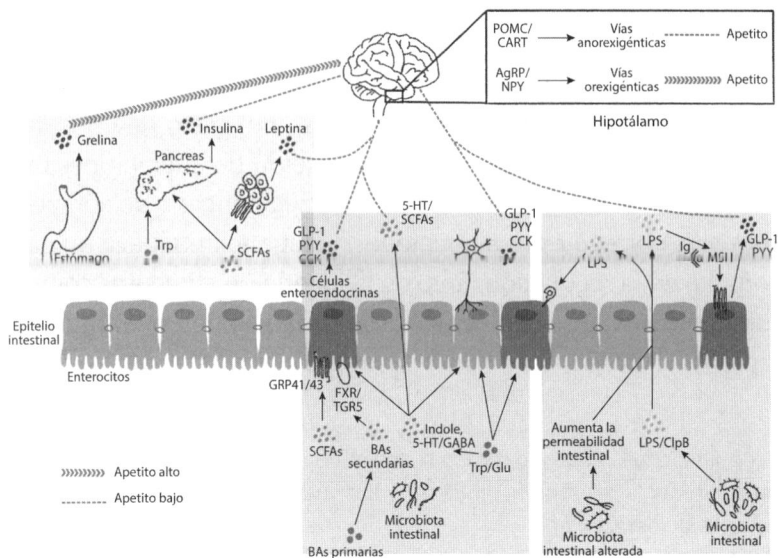

Mecanismos asociados a la microbiota intestinal implicados en el control del apetito del huésped.

En primer lugar, los metabolitos microbianos intestinales pueden estimular a las células enteroendocrinas para liberar hormonas anoxigénicas (PYY, GLP-1 y CCK) y neurotransmisores (5-HT) y promover la secreción de hormonas periféricas (leptina, grelina e insulina). En segundo lugar, las intervienen en la modulación de la actividad biológica de las hormonas reguladoras del apetito, como la leptina y la grelina.

Además, la microbiota intestinal puede producir secuencias de proteínas idénticas a péptidos reguladores del apetito, como ClpB, que podrían actuar sobre las neuronas anoxigénicas.

Por otra parte, los metabolitos microbianos intestinales derivados de los aminoácidos influyen en el control del apetito del huésped. Los aminoácidos derivados de la microbiota intervienen en una variedad de efectos sobre el control del apetito.

1. El triptófano puede ser metabolizado por bacterias comensales para producir triptamina que afecta la producción y secreción de 5-HT y algunos derivados de indol que están asociados con el mantenimiento de la permeabilidad intestinal. 5-HT puede actuar como neurotransmisor que transmite señales desde el intestino al cerebro y mediar en el control del apetito.

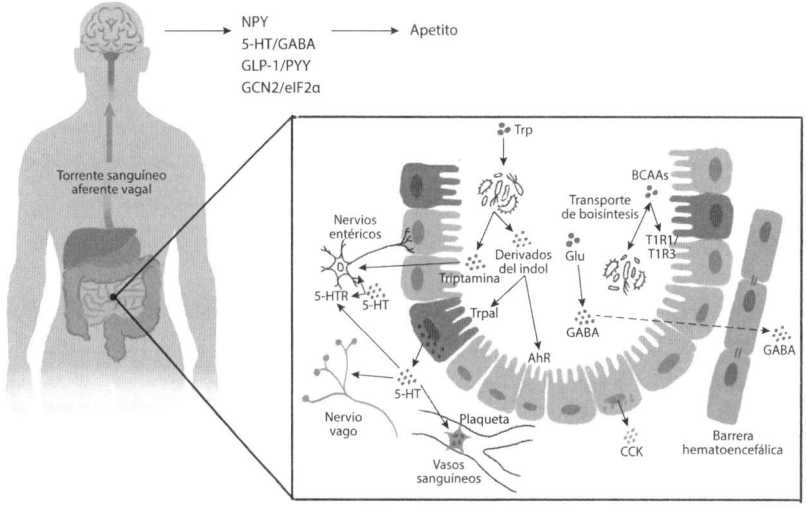

Metabolización del triptófano en la microbiota intestinal y la influencia
con la regulación del apetito.

2. Glu puede ser metabolizado por la microbiota intestinal para producir
GABA, que se considera un neurotransmisor para regular la secreción
de hormonas relacionadas con el apetito y la motilidad intestinal.

3. La microbiota intestinal está involucrada en la biosíntesis y el
transporte de aminoácidos ramificados (BCAA). **El desequilibrio
de la relación BCAAA/**no BCAA puede influir en la producción de
neurotransmisores en el hipotálamo. Además, los BCAA pueden
controlar el apetito mediante la mediación de los receptores de
aminoácidos intestinales y la señalización hipotalámica. Las señales sensoriales, hormonales y neurales se envían al cerebro a través
del nervio vago o del torrente sanguíneo para regular el apetito.

Esteatosis hepática no alcohólica

La esteatosis hepática no alcohólica(EHNA) también se denomina
hígado graso.

La enfermedad del hígado graso no alcohólico (NAFLD, por sus siglas
en inglés) es un espectro de trastornos que se caracteriza por una
acumulación excesiva de lípidos en los hepatocitos.

Cada etapa del espectro de la enfermedad tiene características histopatológicas distintivas. Las etapas iniciales incluyen esteatosis hepática simple, que se caracteriza por la acumulación de gotas de grasa en los hepatocitos y esto suele ser benigno y asintomático. La enfermedad puede progresar más a esteatohepatitis no alcohólica (EHNA/NASH), que puede incluir lesión hepatocelular, distensión (es decir, hinchazón celular) y/o inflamación.

Si no se controla, la EHNA puede provocar fibrosis, cirrosis y, en última instancia, carcinoma hepatocelular (HCC), lo que afecta la función hepática general.

Sabemos que la EHNA supone la manifestación hepática del síndrome metabólico, porque la mayoría de los pacientes con EHNA (y aquellos con esteatosis) presentan obesidad, diabetes y resistencia a la insulina (IR). Sin embargo, ya sea que IR sea causa o consecuencia de EHNA, aún no se ha definido claramente. La mayoría de los adultos obesos tienen esteatosis hepática, y al menos un tercio de estas personas finalmente desarrollarán un empeoramiento de NAFLD, incluida EHNA, que se prevé que sea la principal causa de trasplante de hígado en la próxima década.

El primero en usar esta terminología fue Ludwig en 1980, y engloba un amplio espectro de lesiones hepáticas que van desde:

La esteatosis simple a la esteatohepatitis con cambios necroinflamatorios y/o un grado variable de fibrosis, y finalmente, a una cirrosis hepática e, incluso, al hepatocarcinoma.

La prevalencia de la EHNA probablemente está infravalorada debido a que una gran parte de los pacientes permanecen asintomáticos o presentan alteraciones biológicas muy leves (elevación discreta de alguna transaminasa hepática), a la ausencia de marcadores serológicos precisos y a la necesidad de realizar una biopsia hepática para el diagnóstico definitivo (aunque van apareciendo marcadores biológicos interesantes y algunas técnicas de imagen son de fácil uso en consulta como la ecografía hepática).

El índice preferido en la actualidad para el diagnóstico de la EHNA es el FIB-4, que consiste en un índice para estimar el riesgo de cirrosis hepática calculado a partir de la edad, niveles plasmáticos de transaminasas (AST y ALT) y recuento de plaquetas. Esta estimación no invasiva de la cicatrización del hígado se utiliza para evaluar la necesidad de biopsia.

> La EHNA es posiblemente la causa más común de elevación de las transaminasas en el adulto, y se considera que es el componente hepático del denominado síndrome metabólico, caracterizado por obesidad, diabetes tipo 2, dislipemia e hipertensión.

La importancia de la EHNA radica en detectar a los pacientes que la presentan, incidir en los factores asociados y evitar su evolución hacía formas más graves.

Como ya se ha señalado, la obesidad, y particularmente la resistencia a la insulina (IR), están estrechamente asociadas con la génesis de NAFLD y NASH.

IR puede conducir a un aumento en la circulación libre de ácidos grasos (AGCC) a través de la lipólisis del tejido adiposo. La hiperinsulinemia (debido al aumento de la secreción) y las elevadas concentraciones de glucosa (disminución de la captación por músculo esquelético) que se encuentran típicamente en condiciones de IR, también promueven la lipogénesis de novo en el hígado a través de múltiples mecanismos. La IR también inhibe directamente la β-oxidación, promoviendo así la acumulación hepática de TG y, por lo tanto, esteatosis.

IR también puede contribuir al desarrollo de NAFLD a través de muchos otros mecanismos. Los pacientes con NAFLD tienen IR en hígado, músculo y tejido adiposo y esto es lo que conduce a que NAFLD se denomine manifestación hepática del síndrome metabólico.

Sin embargo, dado que las personas no obesas, incluidas las de países en desarrollo como China e India, con poca o ninguna resistencia a la insulina, también tienen NAFLD, la investigación reciente también está explorando otros posibles mecanismos para el desarrollo de NAFLD independiente de resistencia a la insulina.

Actualmente se piensa que hay múltiples factores que conducen al desarrollo de la enfermedad hepática avanzada, que incluye aumento del estrés oxidativo e inflamación, hepatotoxicidad por FFA y ceramidas, *alteraciones bacterianas intestinales y aumento de la permeabilidad intestinal,* agravadas por la existencia de la alteración metabólica de resistencia a la insulina.

Esteatosis y microbiota

Como hemos visto en este mismo capítulo, existe evidencia que respalda el papel central de la microbiota en enfermedades humanas como la obesidad y sus trastornos relacionados, incluidos NAFLD y el síndrome metabólico.

Gran parte de esta evidencia provino inicialmente de experimentos en ratones que muestran que los fenotipos se modifican por la transferencia de microbiota intestinal de animales obesos a compañeros de camada delgados, así como el descubrimiento de que esa enfermedad podría revertirse con antibióticos.

Aquellos mecanismos que se han identificado como más plausibles de cómo la disbiosis podría conducir a NAFLD incluyen:

- Los cambios en el metabolismo de AGCC.
- Aumento de la permeabilidad intestinal LPS.
- Activación de TLR e inflamasomas.
- Producción endógena de etanol.
- Disminución de la disponibilidad de colina y producción de trimetilamina.

Probablemente, varios de estos «accesos múltiples» estén involucrados, pero su importancia relativa puede variar entre individuos.

La mayor parte de la evidencia en este campo proviene de experimentos con animales y se necesitan más estudios en humanos.

Esteatosis y fructosa

Según el endocrinólogo pediátrico estadounidense doctor Robert Lustig, la fructosa es una «toxina hepática crónica dependiente de la dosis». Y al igual que el alcohol, la fructosa es metabolizada directamente en grasa, no en energía celular como la glucosa.

Sus hallazgos fueron publicados en la revista *Academy of Nutrition and Diabetics,* donde el doctor Lustig explicó las tres similitudes entre la fructosa y su subproducto de fermentación, etanol (alcohol):

- El metabolismo de la fructosa en el hígado es similar al alcohol, ya que ambos funcionan como sustratos para convertir los carbohidratos alimentarios en grasa, lo que promueve la resistencia a la insulina, la dislipidemia (niveles anormales de grasa en la sangre) y el hígado graso.

- La fructosa pasa por la reacción de Maillard, siendo las proteínas las que empiezan la formación de radicales libres como el superóxido, el cual puede causar inflamación hepática similar al acetaldehído, un metabolito intermediario de etanol.

- Al estimular la «vía hedónica del cerebro, tanto directa como indirectamente», el doctor Lustig señaló que «la fructosa crea habituación y posiblemente dependencia; también paralela al etanol».

Según un estudio de la revista *Hepatobiliary Surgery and Nutrition,* los investigadores observaron que el rápido aumento de la prevalencia de EHNA apoya el papel de los factores ambientales.

El consumo excesivo de jarabe de maíz de alta fructosa (JMAF) en, por ejemplo, bebidas azucaradas en EE. UU., se relacionó con el NAFLD en mayor medida que el consumo de grasa alimentaria.

Los efectos proinflamatorios y de generación de grasa de la fructosa parecen estar relacionados al agotamiento de ATP (energía de la célula), según el estudio. Esto, a su vez, provoca la formación de ácido úrico.

La fructosa aumenta de ácido úrico a través de un proceso complejo que hace que las células quemen rápidamente su ATP, causando «un choque celular» y aumentando la muerte celular.

Tratamiento de la EHNA

Si bien, como hemos visto, no queda claro cuál es el mejor plan nutricional para la EHNA, sí que tenemos clara la importancia de una dieta mediterránea/antiinflamatoria:

- Baja en grasas saturadas.

- Baja en carbohidratos de absorción rápida.

- Baja en alimentos procesados.

- Rica en omega-3, fruta y verdura (a ser posible fresca y de temporada).

- Baja en fructosa.

Según las guías de práctica clínica de la AACE *(American Association of Clinical Endocrinology)* para EHNA, aun no teniendo completamente claro cuál es el mejor plan nutricional, parece que la dieta mediterránea baja en calorías, grasa saturada y azúcares de absorción rápida es la más recomendable para esta situación.

Sin embargo, los estudios realizados por G. M. Cunha et al., señalan que una dieta muy baja en calorías (VLCD), normoproteica y cetogénica, podría tener efectos beneficiosos, medido mediante MRI (resonancia magnética), debido fundamentalmente a la rápida pérdida de grasa con este tipo de dietas (y en contra de lo enunciado por otras guías más antiguas de los hepatólogos en los que se contraindican este tipo de dietas).

SIBO (IMO) y obesidad

Como ya hemos visto en capítulos previos, la gran mayoría de las bacterias están alojadas en el colon, y son predominantemente anaeróbicas, es decir, viven sin oxígeno y fermentan la fibra no digerible que proviene del intestino delgado.

Las bacterias productoras de metano, o metanogénicas, son muy importantes para la salud humana, ya que aumentan la producción de ácidos grasos de cadena corta (AGCC), que mejoran la capacidad de rendimiento energético mediante la fermentación de los polisacáridos de la dieta.

Además, en su justa medida, el metano tiene efectos beneficiosos en nuestro organismo (produce flatulencias no olorosas).

Los pacientes obesos presentan, de manera habitual, una elevada proporción de arqueas en comparación a los individuos no obesos. Estas bacterias son particularmente resistentes y tienen la capacidad de aumentar la eficacia de la fermentación de polisacáridos de la dieta aumentando su conversión en ácidos grasos de cadena corta y contribuyendo así al mayor a un mayor almacenamiento de grasa.

En mi experiencia existe una relación muy clara a nivel clínico entre el IMO (SIBO de metano) y las enfermedades metabólicas, principalmente la obesidad y la dislipemia.

Las intervenciones más eficaces para el tratamiento del IMO en el paciente obeso son las siguientes (y puedo asegurar que muchos de los pacientes con problemas de sobrepeso/obesidad que hacen un tratamiento correcto en cuanto a dieta y ejercicio y no consiguen perder peso, si se les diagnostica correctamente un IMO y se les trata adecuadamente, comienzan a ver resultados a sus esfuerzos):

1. *Dieta baja en carbohidratos* con muy bajo índice glucémico o casi cetogénica, alternando con ayunos y ejercicio físico tipo HIIT (alta intensidad por intervalos).

2. *Estimular la secreción biliar* (la bilis que llega al colon tiene un efecto inhibidor de las bacterias metanogénicas): café en ayunas (no a todos les sienta bien); cucharada de AOVE con un chorrito de limón/pomelo, ingiriendo grasas saludables, como pescado azul, aguacate, semillas, plantas con efecto colagogo (alcachofa, raíz de genciana, cardo mariano, jengibre, cúrcuma, berberina, manzanillas amargas).

3. *Mejorando el PH gástrico:* es decir, tratando la hipoclorhidria como hemos visto (reducir gluten y azúcares, aportar limón y jengibre antes de las comidas).

4. *Tratamiento con antibióticos sintéticos o herbáceos del IMO,* tal como veremos en otros capítulos.

PUNTOS CLAVE . . . .

- Los cambios en el estilo de vida que conducen a un déficit de energía en caso de sobrepeso u obesidad y una mejor salud cardiometabólica son esenciales para reducir el riesgo de enfermedad cardiovascular (ECV).

- El tratamiento debe incluir la consideración de medicamentos para bajar de peso, en particular los AR GLP-1 y los ISGLT2, con beneficio comprobado para la esteatohepatitis y la cirugía bariátrica. Y deberíamos tomar también en consideración la posibilidad de las dietas cetogénicas muy bajas en calorías.

- En el caso de pacientes diabéticos está claro que la elección de determinados fármacos como los glucosúricos (ISGLT2), la pioglitazona y los agonistas de GLP-1, deben preferirse para las personas con DT2 y NASH, en particular cuando tienen un riesgo indeterminado o alto de desarrollar cirrosis en el futuro.

- El manejo también debe incluir un control cuidadoso de los factores de riesgo cardiovasculares, como la hipertensión y la dislipidemia aterogénica.

- La NAFLD pediátrica también se está convirtiendo en una preocupación creciente, pero existe una conciencia limitada entre los profesionales de la salud sobre el problema.

8

MICOTOXINAS Y SALUD INTESTINAL

El moho es un tipo de hongo que se da en la naturaleza, es ubicuo y existe desde hace millones de años. Es una parte importante del ecosistema natural que ayuda con la descomposición de la materia orgánica, como las hojas muertas.

Muchas especies de moho son beneficiosas para los humanos o son completamente inofensivas, pero algunos mohos producen biotoxinas que son dañinas e incluso mortales para los humanos y los animales. Estos mohos tóxicos tienen un mecanismo de autoprotección llamado micotoxinas.

Cuando el moho tóxico es perturbado o amenazado, liberará micotoxinas para defenderse y esporas de moho para seguir propagándose. Incluso después de eliminar el moho, la amenaza de exposición a las micotoxinas permanece a menos que las esporas y las micotoxinas se eliminen del medio ambiente.

Concepto de micotoxinas y características

Según la Agencia Española de Seguridad Alimentaria y Nutrición (AESAN), las micotoxinas son compuestos químicos producidos de forma natural (no antropogénicos) en el metabolismo secundario de algunos géneros de hongos. Las más importantes son las toxinas producidas por mohos de los géneros *Aspergillus, Fusarium* y Penicillium. Al tratarse de metabolitos secundarios, su velocidad de producción depende de la temperatura. En general, la producción es máxima entre los 24°C y los 28°C, que corresponden a temperaturas ambiente tropicales. En refrigeración (como sucedería en el caso de los mohos que proliferan, por ejemplo, sobre queso), no solamente el crecimiento fúngico sería menor, sino también la producción proporcional de micotoxinas.

Es bien reconocido que las micotoxinas pueden producir un daño importante sobre la salud humana y animal.

Por tanto, *las características fundamentales de las micotoxinas son:*

- Son metabolitos producidos por hongos como los mohos, los cuales pueden infectar edificios, vehículos y alimentos.

- La mayoría de las exposiciones a las micotoxinas ocurren por ingesta de alimentos o exposición a través del aire.

- Los mohos crecen en varios cultivos y alimentos, como cereales, frutos secos, especias, frutas desecadas, manzanas y granos de café, generalmente en entornos cálidos y húmedos.

- Las micotoxinas pueden tener diversos efectos negativos en la salud y suponen un grave peligro para la salud humana y del ganado.

- Suelen ser resistentes a los procesos tecnológicos (cocinar, freír, hornear, destilar, fermentar).

Consideraciones de la OMS respecto a las micotoxinas

«La exposición a las micotoxinas puede ocurrir directamente al comer alimentos infectados o indirectamente a través de animales alimentados con alimentos contaminados, en particular con leche».

«Debe pensarse en las micotoxinas como agentes causales cuando una enfermedad afecta a varias personas sin que exista una relación evidente con un agente causal conocido, como microorganismos».

«El medio más importante para evitar los efectos adversos para la salud es la prevención (o minimización) de la humedad persistente y el crecimiento microbiano en las superficies interiores y en las estructuras de los edificios».

Las especies comunes de moho tóxico en interiores incluyen *Aspergillus, Cladosporum, Alternaria, Fusarium, Penicillium* y, con menos frecuencia, *Stachybotrys,* también conocido como moho negro.

Estos mohos producen varios metabolitos tóxicos llamados micotoxinas, que incluyen *aflatoxinas, citrinina, ergotakaloides, fumonisinas, ocratoxinas, patulina, tricotecenos y zearalenona.*

Afecciones por micotoxinas

Se pueden dar distintas afecciones en relación con las micotoxinas:

1. **Alergias al moho:** esto incluye síntomas típicos de alergia como congestión nasal, secreción nasal, picazón o lagrimeo en los ojos, pero también puede causar sinusitis o desencadenar asma y ataques de asma en los susceptibles a ella.

2. **Infecciones por moho/colonización por hongos:** las personas inmunocomprometidas pueden ser susceptibles a infecciones en los senos paranasales y los pulmones, lo que puede hacer que sean más propensos a contraer infecciones respiratorias adicionales como bronquitis o neumonía.

3. **Enfermedad por moho tóxico o síndrome del edificio enfermo (SBS):** esta enfermedad basada en moho por micotoxinas puede variar de leve a grave y afecta a muchos sistemas del cuerpo. Los síntomas pueden incluir fatiga, debilidad, dolores y molestias, calambres musculares, dolor punzante, dolores de cabeza, sensibilidad a la luz, ojos rojos, visión borrosa, lagrimeo, problemas de sinusitis, tos, dificultad para respirar, dolor abdominal, diarrea,

dolor en las articulaciones, rigidez matutina, problemas de memoria, problemas de enfoque/concentración, problemas para recordar palabras, dificultades de aprendizaje, confusión, desorientación, sensibilidad de la piel, cambios de humor, cambios de apetito, sudores nocturnos, desregulación de la temperatura, sed excesiva, aumento de la orina, descargas estáticas, entumecimiento, hormigueo, vértigo, gusto metálico y temblores .

Mientras que la toxicidad del moho ha sido bien publicitada, es importante notar que estas toxinas pueden además provenir de otros organismos, incluyendo microbios intestinales patológicos, Lyme, infecciones virales crónicas, infecciones de los senos nasales y otras fuentes.

Concepto de respuesta inflamatoria crónica

Consiste en una respuesta inflamatoria crónica (CIRS), una reacción autoinmune causada por la eliminación deficiente de biotoxinas en individuos vulnerables.

La llamada «enfermedad por moho» *(mold illness)* se considera, de hecho, una subcategoría de esta enfermedad por biotoxinas llamada CIRS.

La disfunción inmunológica se produce cuando el cuerpo es incapaz de eliminar la biotoxina, lo que puede causar un estado de inflamación crónica.

Los *síntomas* más frecuentes de CIRS son los siguientes:

1. Fatiga y debilidad.

2. Dolores de cabeza, sensibilidad a la luz.

3. Mala memoria, dificultad para encontrar palabras.

4. Dificultad de concentración.

5. Rigidez matinal, dolor en las articulaciones.

6. Sensaciones inusuales en la piel, hormigueo y entumecimiento.

7. Dificultad para respirar, congestión nasal o tos crónica.

8. Cambios de apetito, regulación de la temperatura corporal.

9. Aumento de la frecuencia urinaria o aumento de la sed.

10. Ojos rojos, visión borrosa, sudores, cambios de humor, dolores agudos.

11. Dolor abdominal, diarrea, hinchazón.

12. Lagrimeo, desorientación, sabor metálico en la boca.

13. Choques estáticos.

14. Vértigo, sensación de mareo.

La *gravedad* de los síntomas depende de muchos *factores,* incluidos:

- La edad.
- El sexo.
- La genética.
- Las condiciones de salud subyacentes.
- El estilo de vida.
- El tiempo de exposición.
- El nivel de toxicidad de los mohos a los que están expuestos.

En el mismo entorno, algunas personas pueden verse gravemente afectadas, mientras que otras pueden parecer completamente ajenas. Aquellos que son más sensibles al moho tienden a tener reacciones de todo el cuerpo al moho, lo que puede afectar muchos sistemas corporales.

Existen unos polimorfismos concretos que, como dicen en el estudio, hablan de un 24% de la población aproximadamente que tienen este perfil genético concreto, que hacen que pasemos de una sintomatología banal como puede ser algo de rinitis, picor, estornudos, etc., a una sintomatología mucho más exacerbada en forma de una inflamación genérica o sistémica.

Muchos científicos han relacionado el síndrome de fatiga crónica (CFS/ME, por sus siglas en inglés) con la exposición a micotoxinas y el daño resultante en las mitocondrias:

Es probable que algunos casos de fatiga crónica, fibromialgia, trastorno de activación de mastocitos, intolerancia a la histamina, intestino irritable e intestino permeable, esclerosis múltiple y síndrome de Lyme postratamiento, que no responden al tratamiento, se deban a una respuesta inflamatoria crónica causada por moho tóxico.

Diagnóstico

¿Te has mudado recientemente y has estado enfermo desde entonces? ¿Has estado enfermo desde que tuviste una fuga en la tubería o una inundación en el sótano? Si es así, es posible que estés enfermo por moho tóxico.

Si has estado enfermo y sospechas que se debe a un moho tóxico, es una buena idea hacerse pruebas. La sensibilidad al contraste visual (VCS, por sus siglas en inglés) es una herramienta de detección económica que no es de diagnóstico, pero puede ayudar a determinar si las micotoxinas u otras toxinas son un problema para usted. Mide la función neurológica de la visión (contraste) que es deficiente en las personas con enfermedad de moho. Puede realizar este examen de la vista en línea en su hogar por alrededor de 13 euros. La prueba fue diseñada por el doctor Ritchie Shoemaker, experto en enfermedades del moho, y se puede encontrar en este enlace: https://www.vcstest.com/.

Otros test de micotoxinas se realizan en orina.

Resumen de primeros test diagnósticos (en la persona)

Examen físico:

Posibles hallazgos fúngicos en la exploración, pero no necesariamente.

Pruebas directas:

- Micotoxina urinaria (LC-MS).

- Ensayo microbiano en heces.
- *NeuroQuant.*

Pruebas indirectas:

- Sensibilidad al contraste visual (VCS).
- Anticuerpo de micotoxinas séricas.
- Hemograma, células T, células B (perfil linfocítico).
- Vitamina D (25-OH y 1,25).
- Función hepática especialmente GGT.
- IgG antimoho (no útil para micotoxinas).
- Inmunidad celular (NK).
- MMP-9.
- Prueba de orina de ácidos orgánicos.

Cuestionario sobre enfermedades del moho

CATEGORÍA 1 ·

GENERAL

- Fatiga.
- Problemas para dormir.
- Malestar después de comer.
- Malestar después del ejercicio.
- Aumento de la sed.
- Aumento de peso persistente.
- Anemia.

SENSIBILIDAD

- Molestia por etiquetas.
- Sensibilidades químicas.
- Sensible a luz, sonido, o tocar.

CABEZA

- Pensamiento lento o confusión mental.
- Sensación de inquietud.
- Dolores de cabeza.
- Mareos, vértigo o sensación de embriaguez.
- Cambios de humor inexplicables, ansiedad o depresión.

MUSCULOESQUELÉTICO

- Aumento del dolor en el cuerpo.
- Alergias/heno fiebre todo el año.
- Irritación de ojo.
- Círculos oscuros debajo de los ojos.
- Bolsas debajo de los ojos.

- Visión borrosa, cambia con frecuencia o dificultad lectora.

- Estornudos o persistente secreción nasal.

- Agudización sentido del olfato para el moho.

- Sinusitis reciente.

- Los oídos se sienten tapados u obstruidos.

- Canales auditivos con picazón o dolor.

- Llagas en la boca.

- Goteo nasal frecuente

- Dolor de garganta crónico.

- Lengua blanca.

RESPIRATORIO

- Pulmones irritados.

- Tos episódica.

- Falta de aliento, aire o bostezo/suspiro frecuente.

CARDIOVASCULAR

- Moretones con facilidad.

- Palpitaciones del corazón.

- Edema de las extremidades inferiores.

- Venas varicosas.

DIGESTIVO

- Náuseas.

- Abdomen hinchado.

- Alteraciones digestivas e intestinales

- Cambio en el apetito.

- Tendencia a consumir dulces e hidratos de carbono.

GENITOURINARIO

- Vejiga hiperactiva.
- Infecciones de vejiga.

PIEL

- Erupción cutánea o enrojecimiento.

INMUNE

- Frecuentes infecciones o recuperación retrasada de resfriados.

Total de casillas de CATEGORÍA 1 marcadas:		
0 - 4 síntomas	=	Puntuación 0
5 - 7 síntomas	=	Puntuación 1
8 - 10 síntomas	=	Puntuación 2
11 o más síntomas	=	Puntuación 3

CATEGORÍA 2 ....

GENERAL

- La voz suena nasal.
- Frecuentes choques estáticos.
- Intolerancia a la histamina.
- Apnea del sueño no obstructiva
- Reacción a espacios con olor a rancio

SENSIBILIDAD

- Sensibilidad a los CEM (síndrome de electrosensibilidad).

CABEZA

- Migrañas.
- Niebla mental o pérdida de memoria.
- Confusión o desorientación.

OJOS, OÍDOS, NARIZ Y GARGANTA

- Las alergias no se controlan bien con medicamentos.
- Sinusitis crónica.
- Sangrados de nariz.
- Dolor de oídos.

RESPIRATORIO

- Asma o sibilancias.
- Tos crónica.
- Disnea con sensación de ardor.

CARDIOVASCULAR

- Episodios de taquicardias.
- Dolor en el pecho.
- Plaquetas bajas.

DIGESTIVO

- Aumento de la sensibilidad alimentaria.
- Vómitos frecuentes.
- Intestino irritable o estreñimiento/diarrea alternante.
- Úlcera gastroduodenal o sangre en las heces
- Celiaquía o sensibilidad al gluten.
- Hígado graso.
- Dolor o hinchazón del hígado.

GENITOURINARIO

- Cambios menstruales inexplicables.
- Vaginosis bacteriana.
- Dolor o hinchazón de los riñones.

PIEL

- Picazón o ardor en la piel.
- Peladura o descamación de la piel.
- Enfermedad de Raynaud.
- Eczema o psoriasis.

INMUNE

- Activación del virus de Epstein-Barr.

MUSCULOESQUELÉTICO

- Reflejos lentos.
- Alteraciones de la coordinación.
- Articulaciones que se lesionan fácilmente.
- Entumecimiento, hormigueo o dolor de tipo nervioso.
- Debilidad o espasmo muscular.

Total de casillas de CATEGORÍA 2 marcadas:

0 - 2 síntomas	=	Puntuación 0
3 - 5 síntomas	=	Puntuación 1
6 - 8 síntomas	=	Puntuación 2
9 o más síntomas	=	Puntuación 3

CATEGORÍA 3 . . . .

GENERAL

- Exposición actual al moho.
- Anterior exposición a edificio húmedo, mohoso o dañado por el agua en cualquier momento de su vida.
- Alergia al moho.
- Reacción anormal a medicamentos o suplementos.
- Autismo o trastorno sensorial de procesamiento.

- Síndrome de fatiga crónica.
- Respuesta inflamatoria crónica síndrome (CIRS).

SENSIBILIDAD

- Palestesia o sensación vibratoria.

CABEZA

- Disautonomía o Síndrome de taquicardia postural (PoTS).
- Demencia.

OJOS, OÍDOS, NARIZ Y GARGANTA

- Necesidad de uso diario de irrigación nasal.
- Pólipos nasales.
- Cirugía sinusal.
- Pérdida de la audición.
- Aftas orales.

RESPIRATORIO

- Asma de difícil control.
- Cicatrices o nódulos pulmonares.
- Edema pulmonar.
- Fibrosis pulmonar idiopática.
- Dificultad respiratoria o neumonitis idiopática.
- Cáncer de pulmón.

CARDIOVASCULAR

- Arritmia.
- Anomalías de la coagulación.
- Anomalía arteriovenosa.
- Síndrome de Churg-Strauss.

DIGESTIVO

- Alergia al cacahuete.
- Síndrome de vómitos cíclicos.
- Esofagitis eosinofílica.
- Esteatohepatitis no alcohólica (EHNA).
- Carcinoma hepatocelular u otro cáncer de hígado.

GENITOURINARIO

- Esterilidad.
- Dolor pélvico crónico.
- Cistitis intersticial.
- Historia de cálculos renales.
- Reducción del filtrado glomerular.
- Nefropatía por IgA, síndrome nefrótico, nefritis.
- Cáncer de riñón.

PIEL

- Infecciones frecuentes por hongos o levaduras incluyendo pie de atleta o vaginitis.
- Eritema nudoso.
- Hongos en las uñas de los pies.

INMUNE

- Autoinmunidad.
- Activación del Síndrome mastocitario (MCAS).
- Aspergilosis, actual o pasada.
- Anterior o actual diagnóstico de cáncer, no especificado en otra parte.
- Anemia aplásica.
- Sarcoidosis.

MUSCULOESQUELÉTICO

- Hipermovilidad o Síndrome de Ehlers- Danlos.
- Temblores o tics.
- Dificultad para caminar.

Puntuación: 1 por cada casilla marcada.

El total de elementos marcados y la puntuación de categoría serán los mismos para esta categoría.

ENTRAR PUNTUACIÓN CATEGORÍA 3:

RESULTADOS TOTALES DE RIESGO DE MOHO.

Se suman las puntuaciones de las 3 categorías anteriores

CATEGORÍA 1 PUNTOS:

CATEGORÍA 2 PUNTOS:

CATEGORÍA 3 PUNTOS:

Sume las puntuaciones de las categorías para calcular su riesgo total de moho.

MOLDE TOTAL RIESGO:

0 - 4 = No es probable que haya una enfermedad relacionada con el moho.

5 - 9 = Enfermedad por moho.

10+ = Enfermedad por moho o micotoxinas.

Efectos del moho en la salud

Las micotoxinas ambientales suelen estar implicadas en los trastornos mucosos crónicos y la disfunción intestinal.

Se ha descubierto que dañan directamente la barrera epitelial intestinal, al alterar las proteínas de unión *(tight junctions)* y fomentan la muerte celular. A medida que los microbios patógenos y comensales se trasladan a través de la barrera epitelial dañada, se produce inflamación y se agrava aún más la situación. La neumonía y la enfermedad pulmonar obstructiva crónica son los resultados más graves de la exposición a las micotoxinas ambientales.

Otros efectos del moho sobre el tracto gastrointestinal son:

- Inducir la apoptosis (muerte) de los enterocitos (células intestinales).

- Es neurotóxico para el plexo mioentérico, alterando el peristaltismo «gastroparesia neurogénica» (es decir, paraliza el intestino favoreciendo el crecimiento de bacterias patógenas). Las fumonisinas (tricoteceno) disminuyen la actividad metabólica de las neuronas mioentéricas.

- En intestino delgado existe una alta prevalencia de CYP3A (uno de los enzimas implicados en el metabolismo de primer paso de detoxificación hepática). Es responsable del 30% de la actividad metabólica realizada en el hígado y del 70% de la realizada en el intestino delgado) que bioactiva muchas micotoxinas intracelularmente, lo que significa que las micotoxinas no necesitan ser ingeridas para tener este efecto.

- La ingestión crónica de dieta contaminada con tricoteceno depende de la dosis y disminuye el área de neuronas mioentéricas y gliocitos en yeyuno.

- La exposición prenatal a micotoxinas no altera significativamente la estructura histológica del duodeno en la descendencia, sino más bien el código químico de las neuronas mioentéricas duodenales y submucosas: es decir, existe una activación de mecanismos de

reparación a través de sobreexpresión de neuropéptidos neuropro-
tectores (VIP y galanina), para finalmente causar su depleción (disminución drástica, casi desaparición).

- Las toxinas del moho pueden interrumpir la función del Complejo
Motor Migratorio (MMC) al interferir con la señalización química
que activaría el MMC.

- MMC es responsable de barrer las bacterias y partículas de alimentos restantes desde el intestino delgado hacia el colon entre
comidas. Un MMC que funcione bien es crucial para prevenir SIBO
(sobrecrecimiento bacteriano del intestino delgado).

- También pueden dañar la pared intestinal (provocando intestino
permeable e intolerancias) y dificultando la absorción de nutrientes.

- Los tricotecenos y las ocratoxinas degradan las vellosidades intestinales. Las vellosidades intestinales acortadas aumentan el riesgo
de desnutrición al disminuir el área de superficie disponible para
la absorción de nutrientes.

> Además, las toxinas del moho pueden suprimir el sistema inmunitario
> y causar una inflamación sistemática al alterar el microbioma intestinal
> (perturbando el equilibrio entre las bacterias intestinales beneficiosas
> y patógenas).

La consecuencia es que la *Candida* u otros patógenos (infecciones bacterianas, virales, parasitarias) pueden comenzar a crecer sin control.

Para recuperarse de SIBO, también necesita un sistema inmunitario
que funcione bien y que no se agote fácilmente (o se recupere rápido) debido a la lucha casi permanente contra el moho y otras toxinas
bacterianas.

Síntomas gastrointestinales

- Alergias alimentarias.
- Odinofagia y disfagia (dolor de garganta y dificultad para tragar).

- Reflujo GE y esofagitis.
- Dolor abdominal difuso.
- Flatulencia.
- Distensión abdominal.
- Vómitos y náuseas.
- Diarrea/estreñimiento.
- Úlceras.
- Gastroparesia.
- Hematoquecia.

Conexión entre micotoxinas y SIBO

Sabemos que las micotoxinas tienen un impacto tremendo en la microbiota intestinal. Algunos estudios muestran cómo una microbiota saludable es capaz de eliminar las micotoxinas del huésped, de forma natural, evidentemente, siempre que esté equilibrada.

Sin embargo, ¿durante cuánto tiempo tiene un paciente crónico de SIBO una microbiota normal y saludable?

¡¡Prácticamente ninguno!! Así que son pacientes mucho más susceptibles de adquirir estas micotoxinas porque no tienen, por ejemplo, la lipasa y algunos otros aspectos de una microbiota saludable capaz de neutralizar y librarse de estas micotoxinas. Y es que estos tóxicos han aprendido a alterar nuestra flora.

Ahora nos planteamos la cuestión de qué es primero, si el huevo o la gallina. ¿Ha sido el SIBO lo que les ha hecho más susceptibles a las micotoxinas o ha sido el moho y las micotoxinas las que han causado este SIBO? No lo sabemos y realmente depende de cada paciente.

Existe un artículo que relaciona las micotoxinas con la salud intestinal («Mycotoxin, its impact in gut health and microbiota»), que discute exhaustivamente el papel de las micotoxinas (tricotecenos, zearalenona, fumonisinas, ocratoxinas y aflatoxinas) en la salud intestinal y la microbiota intestinal.

Un tema realmente interesante de este artículo es que existe una prueba para el carcinoma hepatocelular que es una secuela muy bien conocida de la exposición a las micotoxinas del moho. En el mismo encontraron que existen interacciones entre la microbiota y las micotoxinas a la hora de saber quién puede desarrollar un carcinoma hepatocelular y quién no como resultante de la exposición a micotoxinas.

De hecho, la administración de algunos probióticos como: *lactobacillus acidophilus, streptococcus, bifidobacterium, lactobacillus plantaron* y *rhamnossus,* pueden reducir la incidencia y severidad del carcinoma hepatocelular secundario a la exposición a micotoxinas.

En general, no se deben administrar probióticos durante la enfermedad por moho, ya que si el organismo está en ese momento en un estado de biofilm patogénico, se puede provocar un incremento de la conducta defensiva del organismo (al introducir unas bacterias que son típicamente aeróbicas, las bacterias anaeróbicas y el biofilm patogénico pueden realmente fabricar más micotoxinas y más endotoxinas como respuesta).

> Otra correlación que encontramos con el SIBO es que podemos utilizar con cierto éxito algunos productos que usamos en esta patología (mezclas de aceites esenciales, con orégano, tomillo, neem, procinéticos), ya que en la enfermedad intestinal por micotoxinas, además de la infección y la inflamación, existe un enlentecimiento de los movimientos, como hemos explicado previamente en relación al MMC.

Los tratamientos con probióticos, sin embargo, son mejor tolerados si añadimos a la alimentación algo de clorofila, así como alimentos amargos y estimulantes de la producción biliar, por lo cual es muy importante añadir todo tipo de vegetales de color verde en la alimentación.

Probióticos estudiados que podrían ayudar

- *L. plantarum, C88, MON03* de la soja fermentada (porque, aunque sea un fermentado, también está purificada, y este se adhiere a las aflatoxinas en la luz intestinal).

- *Lactobacillus rhamnosus:* también se liga a las aflatoxinas en solución y contrarresta los efectos hematológicos e inmunológicos de las micotoxinas.

Colonización de las micotoxinas

El objeto de las micotoxinas fabricadas por el moho es colonizar otro organismo y acabar con él: la teoría de la «colonización» explica la persistencia de la enfermedad por moho y los brotes de la misma.

Tratamiento

El tratamiento consiste principalmente en cambios drásticos en el estilo de vida, suplementos y el uso de medicamentos u hormonas cuando sea necesario.

El primer paso y más importante del tratamiento es eliminar la fuente, si es posible. En el caso de la toxicidad del moho, esto generalmente implica la mano de obra y el coste de sanear su casa de la infestación del moho o, en casos extremos, incluso salir de ella.

En los casos en que el organismo productor de biotoxinas está dentro del cuerpo, «eliminar la fuente» se traduce en la erradicación del organismo responsable. La enfermedad de Lyme y otros microbios transmitidos por garrapatas pueden ser un agente causante del CIRS. Una vez logrado esto, los siguientes pasos en todos los casos son eliminar la biotoxina existente del cuerpo mientras se intenta calmar la inflamación y regular mejor el sistema inmunológico.

No es fácil, y tenemos que dar con un profesional preparado y formado, ya que los pasos a dar son varios:

1. Apartarse del foco de micotoxinas (en ocasiones implica cambiar de casa o trabajo).

2. Protegerse adecuadamente (si no se puede evitar, incluye comenzar con tratamientos).

3. Tratamiento de la persona:

   a. Dieta.

   b. Detoxificación.

   c. Quelantes *(binders)*.

   d. Colagogos.

   e. Bioflavonoides.

   f. Valorar probióticos (no siempre son buenos o necesarios).

   g. Procinéticos (si existe SIBO); son indispensables.

   h. Tratamientos antifúngicos tanto sistémicos como por vía nasal.

4. Tratamiento del edificio enfermo.

PUNTOS CLAVE ·

- El moho es un tipo de hongo que está en la naturaleza y puede producir micotoxinas.

- Las micotoxinas son compuestos químicos producidos de forma natural (no antropogénicos) en el metabolismo secundario de algunos géneros de hongos como el *Aspergillus, Fusarium* y *Penicillium.*

- Algunas de las afecciones que generan las micotoxinas son: alergias al moho, infecciones, enfermedad por moho y respuesta inflamatoria crónica (CIRS).

- La presencia de micotoxinas altera la microbiota intestinal y el complejo migratorio motor, lo que favorece la persistencia del SIBO.

9

SIBO Y NEUROINFLAMACIÓN

En los últimos años se ha estudiado mucho el papel que tiene nuestra microbiota intestinal en nuestro comportamiento y estado de ánimo, debido a la conexión existente entre el intestino y nuestro cerebro.

Esta conexión se comporta como una red de comunicación bidireccional que combina la vía neural (nervio vago), los sistemas inmunológicos y la información hormonal que circula desde el intestino al cerebro (y viceversa). Si esta ruta es disfuncional aumenta el riesgo de consecuencias fisiopatológicas, influyendo en el desarrollo de trastornos intestinales como el SIBO.

Además, nuestro intestino se puede considerar «nuestro segundo cerebro», ya que presenta un propio sistema nervioso: «El Sistema Nervioso Entérico (SNE)», reconocido por su complejidad neuronal a la par del cerebro y su capacidad para funcionar como una unidad independiente para regular las actividades relacionadas con el intestino y el sistema inmunológico, siendo el primer punto de contacto existente entre el intestino-cerebro. Las neuronas presentes en este sistema nervioso de nuestro intestino son conocidas como neuronas entéricas y están conectadas a través de neuronas motoras con el nervio vago controlando estados de permeabilidad e inflamación intestinal.

El número de neuronas es mayor que en toda la médula espinal (se estima que presenta 100 millones de neuronas), además, posee una elevada y autónoma actividad electroquímica neuronal, similar a la actividad cerebral. Estas neuronas también son capaces de sintetizar hormonas, neurotransmisores y otras sustancias químicas: acetilcolina, noradrenalina, benzodiacepinas (BZD), dopamina, serotonina, péptido intestinal vasoactivo, óxido nítrico o ácido gamma-aminobutírico (GABA); también, la microbiota intestinal tiene capacidad para alterar la producción endógena de estos, modificando su expresión o la expresión de los receptores, lo que genera cambios neuroquímicos que se manifiestan con cambios en el comportamiento.

Un 50% de la dopamina se sintetiza en paredes intestinales, la cual presenta capacidad de síntesis de benzodiacepinas en la microbiota intestinal y a través de la circulación sistémica, atraviesa la BHE (Barrera Hematoencefálica) y genera un efecto ansiolítico.

El 90% de todas la serotonina se fabrica en el intestino. Este neurotransmisor es un regulador de la secreción gastrointestinal y motilidad. Su precursor es el aminoácido esencial triptófano, que sintetiza serotonina por la enzima triptófano hidrolasa y además produce el compuesto indol-3-aldehído, que permite la unión de células epiteliales.

Se sabe que niveles inadecuados de serotonina intestinal influyen en la aparición de enfermedades inflamatorias como intolerancias, alergias, colon irritable, así como casos de fatiga crónica y fibromialgia. Por lo tanto, estos neurotransmisores actúan en la fisiología del organismo tanto en el intestino como en el sistema nervioso central, generando enfermedades psicosomáticas y considerando que las patologías no solo tienen origen en el cerebro, sino también en el sistema nervioso entérico.

En definitiva, «podemos sentir a través de nuestro intestino», considerándose responsable de alguna de las decisiones que tomamos de forma «intuitiva». Ahora bien, ¿cómo se produce esta conexión?

Los principales constituyentes de esta conexión bidireccional (es decir, de arriba a abajo y de abajo a arriba) son:

1. Vía neural.

2. Vía neuroendocrina (a través del eje hipotálamo-hipófisis-adrenal)

3. Vía inmunológicas.

1. Vía neural

El nervio vago, conocido como el 10º nervio craneal, es un componente principal del sistema nervioso autónomo que rige la parte del sistema nervioso parasimpático y es un nervio que va vagando por nuestros órganos como el estómago, el intestino, el hígado, los pulmones y el corazón y le transmite e informa de una forma directa de todo lo que está pasando en el interior al sistema nervioso central, el *hipocampo*, la *amígdala, el tálamo, el lóbulo frontal* y *todos los sistemas del sistema límbico,* con el objetivo de favorecer el equilibrio o un estado de homeostasis, *regulando la producción de bicarbonato, ácido, hormonas* y *moco, así como en el control de la motilidad intestinal,* que son fundamentales para tratar el SIBO, reducir el riesgo de padecer SIBO y prevenir recaídas.

> El estrés mantenido favorece disfunciones neurales y una mayor activación del sistema nervioso simpático, es decir, que nuestro cuerpo interprete que estamos en peligro y deba activar por tanto el modo supervivencia. Cuando el cuerpo trata de sobrevivir, va a alterar el tránsito intestinal (generando estreñimiento), va a favorecer la hipoclorhidria y un contexto más inflamatorio.

Sin embargo, si nos centramos en estimular este nervio vago, vamos a favorecer una mayor actividad de nuestro sistema nervioso simpático, el que deberíamos tener habitualmente más activo. En este contexto nuestro cuerpo se siente seguro y en calma, por lo que va a favorecer la homeostasis, reduciendo la inflamación y favoreciendo que las funciones internas funcionen de forma óptima.

La activación del nervio vago va a favorecer la activación del complejo migratorio motor (nuestro sistema de limpieza) que, si no está funcionando bien o no se mueve muy bien, aumenta el riesgo de contraer SIBO y otras infecciones.

Entonces, el nervio vago es básicamente lo que ayuda al complejo motor migratorio a funcionar. Es lo que envía las señales para decir: «Oye, es hora de que hagas lo tuyo».

Pero si eso no funciona, es obvio que tampoco va a funcionar muy bien nuestro intestino

2. Vía eje hipotálamo hipófisis adrenal

Es una vía de comunicación del cerebro al intestino. Cuando existe un estrés (infección crónica por bacterias, virus, estrés psicológico…),

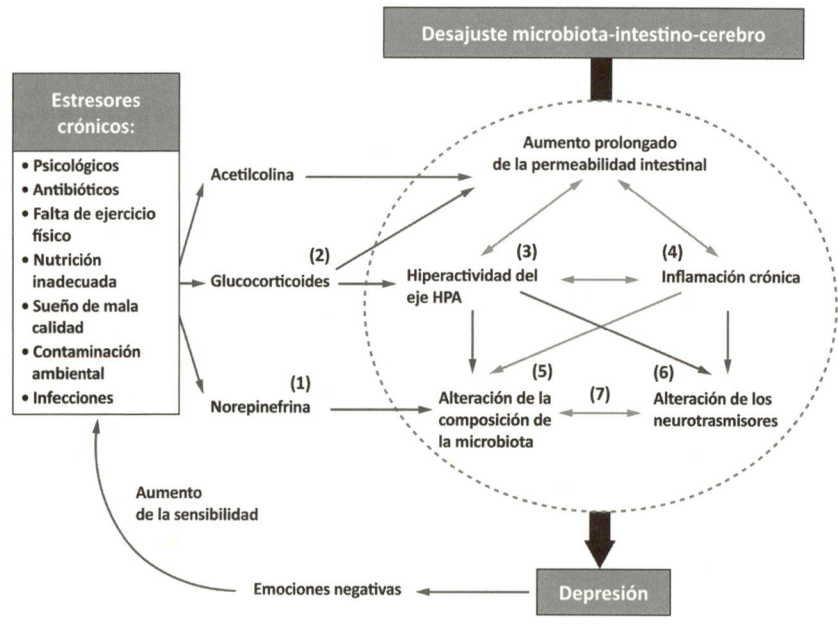

Vía eje-hipotálamo hipófisis adrenal

el cuerpo responde al estímulo mediante mediadores que activan el eje hipotálamo-hipófisis-adrenal y produce las hormonas acetilcolina, glucocorticoides y norepinefrina para restaurar homeostasis; sin embargo, un estrés crónico genera una hiperactividad del eje e inflamación crónica, manifestándose con la elevación de marcadores inflamatorios (proteína C reactiva, citoquinas proinflamatorias y estrés oxidativo), lo que genera un aumento prolongado de la permeabilidad intestinal, alteraciones en la composición de la microbiota favoreciendo el SIBO, IMO y hongos.

3. Vía inmunológica

En un estado de *equilibrio intestinal* o *eubiosis,* va a existir una regulación del estado inflamatorio a través del sistema inmune asociado a las mucosas y los microorganismos inmunorreguladores, generando linfocitos T reguladores y citoquinas antiinflamatorias.

No obstante, en un estado de disbiosis en el intestino grueso o delgado va a existir una alteración de la inflamación, aumentando patrones moleculares asociados a patógenos (y alterantes), activando respuestas inflamatorias que aumentan la cantidad de citoquinas proinflamatorias que a través de la sangre van a ir a al cerebro, activando también la microglía y favoreciendo la neuroinflamación.

Relación entre la disbiosis intestinal con la neuroinflamación

La *neuroinflamación* es una reacción inflamatoria generada en el sistema nervioso central como consecuencia de un proceso neurodegenerativo, daño o infección.

Existen algunos *síntomas* que nos pueden indicar que presentamos neuroinflamación:

- «Niebla mental».
- Bajo estado de ánimo.

- Lentitud del pensamiento.
- Reducción de la cognición.
- Despertar cansado.
- Apatía.
- Somnolencia.
- Bajo estado de ánimo.
- Frío.

Entre las *causas* asociadas a la neuroinflamación se encuentran situaciones de estrés crónico, disbiosis intestinal —es decir, presentar *SIBO, IMO (exceso de arqueas), hongos*—, un intestino permeable, alteraciones metabólicas, sedentarismo, alimentación proinflamatoria, disrupción circadiana, tóxicos, estrés oxidativo, déficit de neuronutrientes, factores que a la vez son causantes de SIBO y repercuten en el mantenimiento del mismo.

Cuando existe un desequilibrio en el intestino delgado (SIBO, IMO, SIFO), se suele alterar la permeabilidad intestinal, favoreciendo el paso de moléculas inflamatorias en nuestra sangre que generan efectos en el sistema nervioso central y en la inmunidad sistémica; el intestino permeable conduce a que las cosas se derramen en el resto del cuerpo. Y que en realidad conduce a la inflamación en todo el cuerpo. Y luego esa inflamación, a su vez, al llegar a la barrera hematoencefálica, conduce a una barrera hematoencefálica permeable. Y entonces, esto aumenta la toxicidad en el cerebro porque toda la toxicidad que estaba en su intestino es realmente muy fácilmente capaz de moverse hacia arriba en su cerebro, generando un cerebro «inflamado» y por ello, cuanto tenemos SIBO, suele existir mayor ansiedad, problemas de sueño, dolores de cabeza o «niebla del cerebro» y fatiga severa.

Por otro lado, se reducen metabolitos metabólicos generados por las bacterias que tienen un impacto en el control de la neuroinflamación, como los ácidos grasos de cadena corta, la serotonina, la dopamina, GABA, etc. Además, habrá una mayor dominancia del sistema nervioso simpático y alteración vagal, asociado al «modo supervivencia», lo que lleva a reducir secreciones gastrointestinales y motilidad, generando estados de hipoclorhidria y estreñimiento crónico.

Cómo puede afectar el estrés crónico al desarrollo de disbiosis intestinal

La supervivencia es la máxima prioridad para nuestro sistema nervioso. Y tiene prioridad sobre todos los demás procesos y prácticas.

De ahí surge la mayor pregunta de todas desde una perspectiva científica: ¿por qué estamos aquí? Es porque este sistema ha sido refinado para manejar nuestro entorno.

Actualmente son múltiples los factores estresores que están «normalizados» a nivel social: «no es sano estar adaptado a una sociedad enferma», vamos a comprar y nos encontramos alimentos procesados, no recibimos suficiente luz diurna y natural, existe un aumento de los niveles de estrés laboral y vivimos rodeados de estresores ambientales (contaminación, productos químicos, etc.). De repente, nos hemos visto transportados a un entorno moderno en el que nuestro cuerpo no sabe cómo manejar la situación y favorece la inflamación crónica.

Entonces, con esos estímulos proinflamatorios, ¿cómo comienzan ciertas enfermedades que luego van a crear SIBO? Llamamos a estas enfermedades síndrome neuroinmune condicionado. Y bajo esa bandera, tenemos todos estos diferentes tipos de condiciones.

Ahora, SIBO en sí puede ser causada por la ansiedad crónica o estrés crónico. Y por supuesto, en la clínica estamos abiertos a decir que SIBO bien puede ser causada por otras razones, como hemos visto en capítulos anteriores.

En un estado de estrés crónico o en una activación excesiva del sistema nervioso simpático («modo alerta»), nuestro cuerpo, a través del eje hipotálamo-hipófisis-adrenal, empieza a generar metabolitos moduladores del estrés; no obstante, a largo plazo se genera una disfunción adrenal, se reducen las secreciones necesarias en el intestino, como la bilis, las enzimas y el ácido estomacal, así como aumentan la permeabilidad intestinal y la microbiota intestinal, favoreciendo o aumentando las bacterias proteolíticas (involucradas en el SIBO de hidrógeno) y una reducción de bacterias inmunomoduladoras y miconutritivas, que favorecen la regulación de la inflamación, permeabilidad y sistema inmunológicos, así como la excitación simpática que afecta al desarrollo del SIBO, retroalimentando y avisando al al cerebro de que todavía estamos en peligro. El cerebro está en este modo de hipersupervivencia, vuelve a activar el sistema nervioso simpático y los sistemas inmunológicos y nos quedamos atrapados en este círculo vicioso, que es la razón por la que estas enfermedades se vuelven crónicas.

Cuando alguien está sometido a estrés agudo o crónico, combinado con ese desencadenante físico, el cerebro entra en modo de supervivencia. Debido a que estamos bajo este estrés intenso, nuestro sistema inmunológico es bajo y nuestra capacidad de recuperación se ve obstaculizada. Así que la supervivencia se ve amenazada. Así pues, sabemos que cuando estamos estresados nuestro sistema inmunitario es menos eficaz. Por lo tanto, nuestra supervivencia se ve amenazada.

El cerebro entra en modo de supervivencia y peca de precavido. La supervivencia es más importante que si esta persona se siente bien o no. Por lo tanto, ahora aprenderemos que ante cualquier cosa que nos recuerde la experiencia original, debemos hiperestimular el sistema nervioso simpático en lugar del síntoma de estrés e hiperestimular aspectos del sistema inmunológico.

Así, estas señales se magnifican en el gris paraqueductal, el núcleo parabraquial, aquellas partes en el tronco cerebral y el cerebro que toman todos estos datos entrantes del cuerpo. Se magnifican como un foco. El tálamo se activa, tomando todos estos datos entrantes.

Además, en este contexto, las mitocondrias, los pequeños productores de energía de las células, entran en un modo disfuncional, en un modo de hiperdefensa y ya no llevan a cabo eficazmente su papel de producir energía para el cuerpo, razón por la cual el SIBO y muchas enfermedades diferentes van acompañadas de fatiga.

Podemos tener una infección latente de virus y bacterias reactivada en el organismo. Puede haber incluso más infecciones, infecciones oportunistas. A menudo, vemos a Lyme como una infección oportunista que sigue reapareciendo.

Podría decir: «Bueno, está bien, si apagamos la respuesta al estrés, eso debería detener todo esto», ¿verdad? Pero no es tan simple como eso, porque ahora tenemos un bucle de retroalimentación.

Así pues, estos sistemas del cuerpo —no solo los intestinales, sino también el dolor, la inflamación, la falta de concentración (problemas cognitivos a los que pueden enfrentarse las personas)— transmiten al cerebro la información de que seguimos en peligro. Y el cerebro piensa: «¡Lo sabía! Sabía que seguíamos en peligro. ¿Qué puedo hacer? Tengo que dar la alarma. Tengo que decirle a esta persona que está en peligro. Tienen que hacer algo al respecto».

Entonces, desencadenamos una vez más la excitación simpática, el sistema de estrés y el sistema inmunológico, innecesariamente, que luego van a causar SIBO y todos los otros síntomas, que retroalimentan al cerebro con que estamos en peligro a través de diversos mecanismos, como el intestino se comunica con el cerebro. Y quedamos atrapados en este círculo vicioso de respuesta condicionada.

Estrés crónico y SIBO por trauma

El sistema límbico es una región del cerebro que se encarga de regular las emociones, la memoria y el olfato. Está formado por un conjunto de estructuras interconectadas, entre las que se destacan el hipocampo, la amígdala, el tálamo y el hipotálamo. Cuando existe un deterioro del sistema límbico asociado a un trauma, se produce la desregulación del eje HPA o nuestra respuesta al estrés. Cuando esto ocurre, se reduce la producción de ácido gástrico. También causa un deterioro de la motilidad gastrointestinal y de la inmunidad de la mucosa intestinal. Además, aumenta el riesgo de infección y favorece la formación de biopelículas. Por lo que, como podrás imaginar, existe una alta probabilidad de que puedas tener SIBO.

El trabajo de la **amígdala** es **protegernos del peligro y crear respuestas emocionales.** Está implicada en la reactividad al dolor, inmunitaria y en la vigilancia.

Por lo tanto, la fibromialgia que conduce a SIBO, o SIBO en sí, son en realidad respuestas fisiológicas traumáticas a un evento fisiológico traumático.

Si ahora experimentamos cosas que estaban presentes en el evento de sensibilización original, cuando tuvimos esa enfermedad física combinada con estrés psicológico agudo o estrés crónico, de la misma manera nuestros cuerpos seguirán sobreestimulados a estas respuestas cada vez que detecten algo similar al evento de sensibilización original que luego va a crear problemas crónicos en el cuerpo, pero también en el intestino.

La amígdala tiene una conexión directa con el núcleo parabraquial —y las investigaciones lo están demostrando— que puede inhibir el número de señales que llegan al cerebro. Pero si estas señales son abrumadoras, todo el sistema límbico, la ínsula, la corteza prefrontal, se abruman, y todo el cerebro entra en modo de hiperactividad, que luego agota el sistema, y entonces sentimos un agotamiento extremo, y como resultado, tenemos una menor actividad en el cerebro. Para ello existe un programa de tratamiento denominado: **reentrenamiento de la amígdala,** que se basa en entrenar al cerebro conscientemente para que cree respuestas de inhibición. Así que, al final, el cerebro inconsciente toma el control.

> Estamos «reentrenando» al cerebro para que no responda de esta manera, enseñando al paciente a reconocer las señales de peligro.

A menudo no somos conscientes. Todo sucede de forma automática. Así que nos entrenamos a través de **técnicas de atención plena** para ser conscientes de cuándo tenemos estos **procesamientos sensoriales y señales de que estamos en peligro,** porque el cerebro inconsciente comprueba con nuestro córtex prefrontal que lo que está haciendo es correcto y entonces creamos estos procesos de reentrenamiento.

En segundo lugar, sabemos que nuestro cerebro es más reentrenable cuando está relajado y tranquilo en lugar de ser activado. Así que hay un montón de ejercicios de apoyo como la respiración, la meditación, dormir mejor, una dieta antinflamatoria, etc.

También existe un programa denominado **DNRS** *(Sistema de Reentrenamiento Neuronal Dinámico)* que está basado en la neuroplasticidad, autodirigido y sin fármacos, que ayuda a **regular la respuesta desadaptativa al estrés y la función del sistema límbico.** Es un modelo de autocambio basado en el empoderamiento que se centra en **identificar e interrumpir los patrones cerebrales asociados con el deterioro del sistema límbico** y se distingue por ser un modelo de aprendizaje independiente que ayuda a regular una respuesta desadaptativa al estrés, cambiando sistemáticamente los estados emocionales, los pensamientos y los comportamientos de forma duradera.

> La aplicación coherente de todos los elementos del programa puede provocar cambios en la función cerebral que redunden en una mayor salud a nivel físico, mental y emocional.

El programa se basa en **los cinco pilares del Sistema de Reentrenamiento Neuronal Dinámico:**

El primer pilar es el **reconocimiento de la alteración y el desequilibrio del sistema límbico,** es decir, reconocer que tu cerebro está realmente implicado en la enfermedad. Esto no significa que esté en tu cabeza de ninguna forma o manera. Significa que tu cerebro está involucrado, que estructuralmente el cerebro ha sido cambiado a través de un trauma.

Eso significa que tu cerebro ha cambiado, lo que define básicamente la neuroplasticidad. La neuroplasticidad significa que el cerebro es capaz de cambiar.

Bien, sabemos que, a través del trauma, **el cerebro ha sido cambiado estructural y funcionalmente.** Y parte de salir de ese ciclo de enfermedad es realmente recablear el sistema límbico.

El segundo pilar de la recuperación es **reconocer, interrumpir y redirigir tus caminos del pasado. Y los caminos del pasado en realidad representan el inconsciente.**

El tercer pilar de la recuperación es **completar rondas completas de lo que llamamos los Pasos de Reentrenamiento del Sistema Límbico durante una hora diaria.** Ahora, esta es una técnica de visualización paso a paso muy específica que cambia el cerebro químicamente. Y tú puedes absolutamente hacer esto por su cuenta. Y el objetivo aquí es conseguir que el cerebro y el cuerpo dejen de producir hormonas y sustancias químicas que están asociadas con la respuesta al estrés, como el cortisol y la adrenalina y la norepinefrina, para liberar sustancias químicas que están relacionadas con el crecimiento y la reparación, como la dopamina y la oxitocina, y la serotonina y las endorfinas.

> Queremos que el cerebro pase químicamente de un estado de supervivencia a un estado de crecimiento y reparación que permita la curación.

A través de esta visualización guiada, podemos allanar el camino para que empiecen a formarse nuevas redes neuronales y también amortiguar esa respuesta inadaptada al estrés.

El cuarto pilar de la recuperación se llama **entrenamiento incremental.** Y esa es una forma de moldeamiento neural que usa a veces un poco de terapia de exposición dentro de niveles seguros (y podría ser estrictamente en tu imaginación) para realmente **activar esa respuesta límbica sobreexagerada.** Y al hacer eso, sabemos que, al activar esa respuesta, realmente pone al cerebro en el estado más alto para cambiar.

Entonces, el cerebro es realmente capaz de cambiar cuando está siendo activado. Así que usamos eso a nuestro favor en el Sistema de Reentrenamiento Neural Dinámico. Además, el quinto pilar de la recuperación del que nos gustaría hablar **es elevar tu estado emocional.**

Ahora, sabemos que elevar tu estado emocional ayudará a amortiguar la respuesta al estrés. Pero también es una parte importante de la preparación.

Creemos que, si se reconfigura el sistema límbico y se regula el sistema nervioso desde el principio, se pueden evitar años de sufrimiento innecesarios. Puede salvar relaciones y ahorrarte mucho dinero, además de cambiar por completo tu calidad de vida. Y eso es realmente de lo que se trata.

Y, por último, **reencontrarnos con la alegría.** Nuestro estado mental y emocional afecta directamente a nuestras bacterias intestinales y retroalimenta el cerebro. Así que queremos romper ese bucle animando a la gente a volver a conectar con esa alegría interior.

Ahora, una vez que estos sistemas se consiguen hiperestimular, incluso si se apagan, el SIBO puede convertirse en crónico debido a los bucles de retroalimentación de los que hemos hablado. Así que lo que estamos haciendo aquí es que estamos tratando, en primer lugar, de gestionar y apagar la respuesta del estrés para que la persona vuelva a un estado normal del ser. Pero, en segundo lugar, estamos tratando de romper esos bucles de retroalimentación que se han vuelto hiperactivos o hipervigilantes para que el cerebro ya no piense que el cuerpo está en peligro y ya no piense tampoco que el intestino está en peligro y tengamos estos desequilibrios.

¿Cómo activar el nervio vago?

Los tratamientos enfocados en estimular el nervio vago al aumentar el tono vagal e inhibición de citoquinas proinflamatorias, influyen en fibras aferentes vagales en el intestino y en los sistemas cerebrales monoaminérgicos del tallo cerebral relacionados con afecciones como estados de ánimo y depresión. La presencia de inflamación y SIBO se asocia con un incorrecto funcionamiento de este nervio y ello aumenta aún más el estado inflamatorio.

No obstante, hay algunos ejercicios que nos pueden ayudar a activarlo e inducir un estado «antiinflamatorio» tanto intestinal como cerebral.

Tips para activar al nervio vago:

- Respirar: realizar exhalaciones largas e inhalaciones cortas.
- Cantar.
- Tener mantras y repetirlos.
- Paseos en un medio natural (playa, montaña), descalzarse y pisar el suelo.
- Risoterapia: reír a carcajadas.
- Rodearte de personas que te transmiten seguridad.
- Abrazar a un ser querido.
- Yoga.
- Meditación.
- *Mindfulness*.
- Duchas de agua fría o exposición al frío.
- Masajes suaves.

También se puede emplear la **terapia craneosacral,** que es una forma de trabajo corporal. Lo que hace el terapeuta craneosacral es poner las manos sobre el cliente o el paciente e intentar encontrar las zonas en las que parece que las cosas están atascadas o no se mueven bien; hay un movimiento adherente dentro del cuerpo que estamos tratando de sentir. Y así es donde podemos encontrar estas áreas y también podemos ayudar a facilitar su liberación. De esta manera, nuestros pacientes encuentran que son capaces de obtener alivio del dolor y también de tener una mayor función de su cuerpo interno, de sus órganos o de su sistema cardiovascular o su sistema nervioso.

La Psicoterapia Autógena colopatía espástica (perteneciente a Luis de Rivera https://luisderivera.com) https://www.amazon.es/Entrenamiento-Autogeno-Psicoterapia-Autogena-Oficial/dp/151170098X

Por último, cabe destacar otra técnica empleada en estados de neuroinflamación: la Psicoterapia Autógena perteneciente a la colopatía espástica, también conocida como Síndrome del intestino irritable, es una alteración funcional del aparato digestivo que afecta principalmente a la motilidad del intestino grueso (al complejo migratorio motor) y cursa con dolor abdominal y alternancia de episodios de diarrea y estreñimiento.

En su funcionamiento normal, las paredes intestinales se contraen por zonas contiguas de manera secuencial en un movimiento conocido como onda peristáltica, que va impulsando sus contenidos desde el duodeno hasta el recto. En la colopatía espástica o Síndrome del colon irritable, el ritmo de la onda peristáltica se vuelve irregular, con contracciones simultáneas de la fibra lisa en zonas distantes, lo cual obstaculiza el paso de las heces y ocasiona su retención y acumulación.

Una de las causas principales de este síndrome es la desregulación del equilibrio neurovegetativo, frecuentemente de origen emocional. Algunas de sus principales consecuencias son la putrefacción de heces acumuladas, con alteración de la microbiota, inflamación crónica de la pared intestinal, aumento de la permeabilidad de la mucosa y distensión y dolor abdominal.

La psicoterapia autógena se ha revelado altamente eficaz en el tratamiento de la colopatía espástica, pudiendo considerarse el tratamiento etiológico en aquellos casos en los que la disfunción neurovegetativa es la causa principal, y como eficaz tratamiento coadyuvante en aquellos en los que intervienen otros factores.

Describiremos brevemente en qué consiste:

La psicoterapia autógena es un tratamiento psicológico de orientación psicofisiológica que ejerce su acción terapéutica mediante la activación de procesos naturales de autorregulación neurovegetativa y de neutralización de experiencias traumáticas.

Su técnica fundamental es el entrenamiento autógeno básico o meditación somatosensorial, procedimiento que induce la Respuesta de Relajación, un estado hipometabólico opuesto a la Respuesta de Estrés de Selye y a la Reacción de Lucha o Huida de Cannon. Es este estado, o estado autógeno, se reduce la actividad simpática neurovegetativa, con disminución de la tensión arterial, el ritmo cardíaco, el tono muscular, la conductividad epitelial y la secreción de hormonas de estrés, adrenalina y cortisol. Aumentan en cambio la actividad parasimpática, la secreción de oxitocina, la actividad de ondas alfa cerebrales y la percepción interoceptiva.

Como su nombre, entrenamiento, indica, los efectos beneficiosos del método no pueden esperarse de su práctica ocasional, sino de la repetición pautada y regular de los ejercicios de concentración pasiva en que consiste.

Las ramas simpática y parasimpática del sistema neurovegetativo mantienen entre sí un equilibrio constante, la sintonía neurovegetativa. Alteraciones de esta sintonía se traducen en desregulación del funcionamiento normal de los órganos que inervan. La práctica correcta del entrenamiento autógeno mejora la sintonía neurovegetativa, con la consiguiente optimización de la función en los órganos inervados, entre ellos, la fibra de músculo liso de la pared intestinal. Así pues, la práctica del entrenamiento autógeno básico suele producir mejoría muy rápida en los casos menos complicados. En ocasiones es aconsejable añadir, si los resultados no son satisfactorios en un plazo de 3-6 semanas, un segundo método: la **Modificación Autógena,** que siempre se enseña después de adquirir suficiente maestría en el método básico.

En general, los métodos de psicoterapia autógena están basados en la percepción y concentración pasiva de la atención en una sensación o función tal como se está produciendo, es decir, sin intervenir, con total aceptación, sin intentar cambiar nada, con una importante excepción: el método de Modificación Autógena (ver figura).

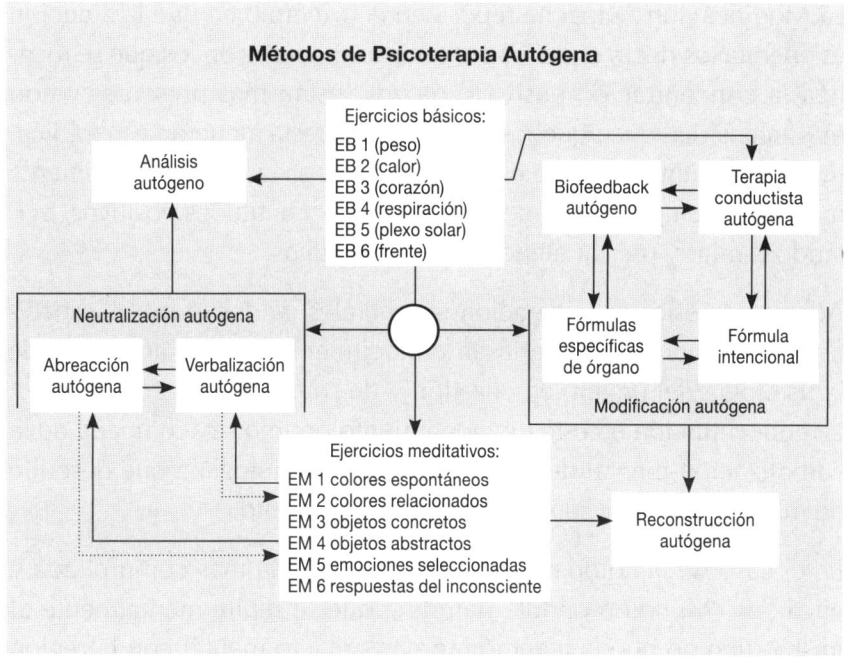

Metodos de Psicoterapia Autógena.

La Modificación Autógena, a diferencia de los otros métodos autógenos, consiste en la concentración pasiva en la experiencia idónea de una actitud o sentimiento (Fórmula intencional) o de una función somática (Fórmulas específicas de órgano). Naturalmente, para concentrarse en esta experiencia es necesario haberla tenido en algún momento, es decir, se trata más de un recuerdo que de una construcción imaginativa. La otra condición es que el contenido mental no debe interferir con el equilibrio homeostático del organismo en ese momento. Para poner un ejemplo sencillo, es antihomeostático concentrarse en el sentimiento de calma cuando se está experimentando un fuerte estado de angustia. Lo apropiado en este caso es dejar pasar la ansiedad, aceptación pasiva de la experiencia hasta que termina o amaina; solo en ese momento es posible recordar y concentrarse en el sentimiento de calma. Como decimos en los cursos de *Autogenics:* «antes de entrar, dejen salir».

La Modificación Autógena reposa en el principio de que la atención es energía, es decir, aquellos contenidos mentales en los que se focaliza la concentración pasiva «crecen», están más presentes y con más intensidad que aquellos a los que se presta atención esporádica. Incidentalmente diré que esa es la razón por la que es conveniente mantener siempre en mente pensamientos y actitudes positivos, evitando rumiar y prestar atención a los negativos.

Además de estas consideraciones generales, en las fórmulas específicas de órgano es necesario un conocimiento técnico adecuado de la fisiología del órgano en cuestión y de su funcionamiento óptimo. La concentración en este funcionamiento óptimo se acompaña de la verbalización mental de una frase o fórmula autógena que describe de manera precisa y sencilla este funcionamiento.

En el caso de la colopatía espástica, la fórmula más comprobada y eficaz es «Mi colon ondula natural», que se repite mentalmente al mismo tiempo que la atención toma contacto mental con la región abdominal. No se trata de intentar convencerse o sugestionarse, sino de concentrarse en la experiencia peristáltica natural que el paciente ha tenido alguna vez sin ser consciente de ella.

La diferencia con la meditación somatosensorial básica es que la concentración no se ejerce sobre la sensación presente en ese momento, sino sobre el recuerdo de la sensación propia de la función natural, es decir, óptima, en este caso, de la onda peristáltica. Y todo ello sin intentar forzar ni obligar nada, pura concentración pasiva.

Un elemento complementario esencial de la concentración pasiva, que se desarrolla en la práctica de la técnica básica, es la aceptación pasiva. Si concentración es mantener la atención en lo que uno se está concentrando, aceptación pasiva es no dejar que la atención se vaya a aquello en lo que uno no se está concentrado. Lo llamamos «aceptación» en el sentido de reconocer sin discutir lo que está pasando, no entrar en lucha ni pretender cambiar la experiencia —no tiene nada que ver con resignarse, aguantarse, rendirse o dejarse llevar—, solo es reconocer la verdad sin más. Y «pasiva» porque, simultáneamente uno pasa, no permite que la atención se fije en vivencias ajenas a la fórmula, sino que la mantiene concentrada en la vivencia foco del ejercicio. La aceptación pasiva, uno de los grandes descubrimientos de *Autogenics,* es una actitud mental contraintuitiva, que ha de aprenderse con un instructor experto y que deviene cada vez más sencilla y natural con la práctica.

Espero que esta somera descripción de la psicoterapia autógena de la colopatía espástica abra la curiosidad sobre este método que, desgraciadamente, es difícil de aprender solo mediante lecturas o conferencias, cosa que únicamente puede lograrse con la instrucción personalizada impartida y supervisada por un experto. Otro gran inconveniente del método es que hay que practicarlo de manera correcta y regular, haciendo honor a su nombre original: Entrenamiento Autógeno. Pocos resultados (aunque algo ayuda) pueden esperarse de su uso ocasional.

PUNTOS CLAVE •

- Existe una conexión bidireccional entre nuestro intestino con nuestro cerebro.

- En nuestro intestino se aloja un segundo cerebro, denominado «sistema nervioso entérico», en el que se sintetizan hormonas y neurotransmisores que modifican la neuroquímica del cerebro.

- Las vías de comunicación entre el intestino y cerebro son: neural, eje hipotálamo, hipófisis adrenal e inmunológica.

- La activación vagal ayuda a activar el sistema nervioso parasimpático que suele estar alterado en estados de disbiosis e inflamación.

- Los procesos traumáticos pueden activar de forma crónica la amígdala e influir en favorecer un estrés crónico y un SIBO persistente.

- Existen estrategias que ayudan a modular situaciones de estrés mantenido, como la terapia craneosacra, el sistema de reentrenamiento neuronal dinámico y la activación del nervio vago.

- Métodos de psicoterapia autógena

10
CONCLUSIONES FINALES

- El SIBO existe desde tiempos remotos. El aumento de su visibilidad en redes sociales y el número de artículos científicos asociados han aumentado su interés en la actualidad.

- El «Síndrome de intestino irritable» existe, es una de las muchas causas de SIBO, pero a menudo es usado como «cajón desastre» llevando a diagnósticos erróneos y cronificando una alteración intestinal potencialmente tratable.

- En torno a un 70% de todos los casos de «Síndrome de intestino irritable» en realidad son SIBO que pueden tratarse y mejorar la calidad de vida.

- El SIBO debe abordarse desde la CAUSA y de una forma integrativa.

- El SIBO hace referencia al sobrecrecimiento de bacterias en el intestino delgado y a un tipo de disbiosis de la microbiota presente en el intestino delgado.

- Existen 4 tipos de disbiosis en el intestino delgado, que se diferencian por el tipo de microorganismo que está en sobrecrecimiento y el gas que produce tras fermentar los carbohidratos, lo cual se asocia a diferentes síntomas.

TIPO DISBIOSIS	ALTERANTE EN EXCESO	GAS GENERADO	SÍNTOMAS CARACTERÍSTICOS
SIBO Hidrógeno	*E Coli, Klebsiella, Proteus y Aeromonas.*	H2	Hinchazón abdominal, pérdida de peso y diarrea.
SIBO sulfuro de hidrógeno.	Bacterias sulfureductoras.	H2S	Gases que huelen a huevo podrido, heces pastosas, dolor abdominal, parestesia.
IMO	*Methanobrevibacter smithii.*	CH4	Hinchazón abdominal, aumento de peso, estreñimiento.
SIFO	Hongos *(Candida albicans).*	etanol	Hinchazón abdominal, aumento de peso, ansiedad dulce, «niebla mental».

- Existen cuestionarios que nos ayudan a detectar si podemos tener un sobrecrecimiento de microorganismos en el intestino delgado. No obstante, es importante ponerse en manos de un especialista experto que trabaje el SIBO de forma integrativa y desde la causa.

- La prueba más utilizada para valorar SIBO e IMO es a través del test de hidrógeno y metano espirado, la cual debe tener una preparación correcta y su interpretación debe realizarse por un especialista competente.

- Para realizarse el test de SIBO es importante prepararnos las semanas de antes.

- Las pruebas de microbiota pueden ser útiles en casos de SIBO recurrentes o en caso de salir negativa la prueba y tener sintomatología, ya que podemos descartar parasitosis, hongos, toxinas de bacterias, marcadores de terreno permitiendo realizar un tratamiento de precisión.

- La consistencia, color y forma de nuestras heces nos dan mucha información sobre nuestro estado de salud.

- Los biofilms son estructuras tridimensionales complejas (como si fueran «un escudo») que se adhieren a superficies biológicas y no biológicas.

- Los microorganismos pueden generar biopartículas o biofilms. En un contexto de salud, la biopartícula se forma en la capa de moco favoreciendo una mucosa protectora de alterantes, no obstante, en contexto de enfermedad los microorganismos alterantes generan ese moco para aumentar sus posibilidades de supervivencia limitando el efecto de los antimicrobianos y favoreciendo las infecciones crónicas.

- En las últimas investigaciones se ha demostrado que los virus también pueden formar biopartículas similares a las biopartículas bacterianas.

- Existen algunos compuestos que pueden ayudar a destruir el biofilm en contexto patológico y favorecer la destrucción del microorganismo alterante: los AGCC, enzimas como la artemisa, evitar antibióticos que producen persistencia (hacer un antibiograma o antifungigrama), probióticos, furanona.

- La presencia de parásitos en el intestino grueso es una de las causas de SIBO persistentes.

- La detección de parásitos debe realizarse a través de microscopía y PCR (para evitar falsos negativos).

- La alimentación a llevar a cabo si tenemos parasitosis se ajustará al tipo de reacción inmunitaria producida. Si hay síntomas de exceso de histamina se usará una dieta baja en histamina y si no los hay, se usará una dieta baja en hidratos de carbono.

- Existe una conexión entre el intestino y la tiroides: ambos se desarrollaron en nuestro intestino y comparten tejidos.

Tipo de sobrecrecimiento	Tratamiento erradicador	Dieta	Probióticos	Corregir alteración parte duodenal y digestiva
SIBO-HIDRÓGENO	Antibiótico farmacológico: *Rifaximina*. Antibiótico natural **(Herbáceos):** orégano, neem, quercetina.	– Dieta bifásica. – SCD y la Guía de alimentos específicos para el SIBO. – Dieta baja en FODMAP.	– Valorar según tolerancias, evitar que tengan prebióticos: *Saccharomyces Boulardii, lactobacillus, bacillus.*	– Masticar correctamente los alimentos, dedicar 30 minutos a la comida. – Consumir proteínas en la comida. – Reducir (si es posible) antiácidos. – Tomar 30 minutos antes de las comidas 1 vaso de agua con limón o vinagre de manzana. – Evitar beber mucha cantidad de líquidos en las comidas. – **Realizar 3 comidas al día y ayuno 12 horas nocturno.** – **Tomar una cucharadita de AOVE con limón en ayunas.** – Valorar suplementación: betaína, enzimas, bilis, colagogos.
IMO	– Antibióticos farmacológico: *Rifaximina* junto con *metronidazol / neomicina*. – Antibiótico natural **(Herbáceos):** *Alicina*, orégano. – Levadura de arroz rojo/ lovastatinas.	– Dieta bifásica. – SCD y la guía de alimentos específicos para el SIBO. – Dieta baja en FODMAP. – Dieta baja en metano.		
SIBO H2S	– Antibiótico farmacológico: *Rifaximina*. – Antibiótico natural **(Herbáceos):** orégano, neem, quercetina. – Bismuto. – Molibdeno.	– Dieta baja en azufre.		
SIFO	Antibiótico farmacológico: *Metronidazol*. Antibiótico natural **(Herbáceos):** aceite de orégano (valorar aromatograma).	– Dieta baja en hidratos de carbono o dieta cetogénica.		

Procinéticos (Si existe alteración en el tránsito)	Inmunorreguladores, Reparadores mucosa Detoxificantes	Identificación de CAUSAS (Si existe SIBO recurrente)	Evitar recibidas
Tratamientos farmacológicos: *Naltrexona, Prucalopride.* **Tratamientos herbáceos:** – *Iberogast.* – Raíz de jengibre 1.	**INMUNOMODULADORES:** (Si existen defensas bajas o patología autoinmune subyacente). – EPA-DHA. – Vitamina D. – Vitamina C. – Vitamina A. – Reishi. – Microinmunoterapia. – AGCC (butirato). – Adaptógenos. **REPARADORES DE BARRERA INTESTINAL:** (Si existe permeabilidad intestinal). – L-glutamina. – L-carnosina (2 g). – Melena de león. – Limitar en la alimentación legumbres, la piel de la patata, los cereales con gluten y la caseína de la leche. **DETOXIFICANTES:** (Si existen síntomas de alto estrés oxidativo). – Infusiones de bolbo y cardo mariano. – Kuzu. – Quercetina. – Resveratrol. – Cúrcuma. – Calcio D glutarato. – NAC. – Glutation liposomado. – Ácido alfa lipoico. – Vitminas B metiladas.	– Infecciones. – Intoxicaciones. – Fármacos. – Parasitosis. – Reactivación virus/ lyme. – Micotoxinas. – Metales pesados. – Patologías autoinmunes. – Traumatismo en el sistema nervioso central. – Alteraciones anatómicas. – Alteración en el proceso digestivo. – Mala gestión del estrés, ansiedad, y depresión.	– Alimentación variada, antinflamatoria y prebiótica. – Ir al baño a diario. – Reforzar al sistema inmunológico tras infecciones, diarreas viajeras, cambios estacionales. – Tomar probiótico si tenemos que tomar ATB. – Respetar los ritmos circadianos. – Practicar *mindfull eating* y ayuno intermitente. – Activar nervio vago y gestionar el estrés. – Tomar el sol. – Mantenerse activo. – Priorizar el descanso.

- Los tóxicos, la soja, la permeabilidad, disbiosis (SIBO), virus (VEB), intoxicaciones, déficit de vitamina D, el gluten, el estrés o la mala detoxificación de los estrógenos, son agentes que pueden afectar a la función tiroidea y se deben considerar en el tratamiento de SIBO.

- Se ha descrito que el uso de suplementación con ácidos grasos de cadena corta mejora la función tiroidea y el SIBO por sus propiedades antiinflamatorias e inmunomoduladoras.

- Las alteraciones tiroideas se relacionan con alteraciones en el complejo migratorio motor, lo cual afecta directamente a padecer SIBO (y viceversa). Por ello, el estreñimiento es común en hipotiroidismo y en SIBO de metano, así como la diarrea está relacionada con el hipertiroidismo y el SIBO de hidrógeno.

- Los cambios en el estilo de vida que conducen a un déficit de energía en caso de sobrepeso u obesidad y una mejor salud cardiometabólica son esenciales para reducir el riesgo de enfermedad cardiovascular (ECV).

- El moho es un tipo de hongo que ocurre en la naturaleza que puede producir micotoxinas.

- Las micotoxinas son compuestos químicos producidos de forma natural (no antropogénicos) en el metabolismo secundario de algunos géneros de hongos como el *Aspergillus, Fusarium* y *Penicillium*.

- Algunas de las afecciones que generan las micotoxinas son: alergias al moho, infecciones, enfermedad por moho y respuesta inflamatoria crónica (CIRS).

- La presencia de micotoxinas altera la microbiota intestinal y el complejo migratorio motor, lo que favorece la persistencia del SIBO.

Existe una conexión bidireccional entre nuestro intestino con nuestro cerebro.

- En nuestro intestino se aloja un segundo cerebro, denominado «sistema nervioso entérico», en el que se sintetizan hormonas y neurotransmisores que modifican la neuroquímica del cerebro.

- Las vías de comunicación entre el intestino y cerebro son: neural, eje hipotálamo, hipófisis adrenal e inmunológica.

- La activación vagal ayuda a activar el sistema nervioso parasimpático que suele estar alterado en estados de disbiosis e inflamación.

- Los procesos traumáticos pueden activar de forma crónica la amígdala e influir en favorecer un estrés crónico y un SIBO persistente.

- Existen estrategias que ayudan a modular situaciones de estrés mantenido, como la terapia craneosacra, el sistema de reentrenamiento neuronal dinámico y la activación del nervio vago.

BIBLIOGRAFÍA GENERAL Y RECURSOS

– Sroka N, Rydzewska-Rosołowska A, Kakareko K, Rosołowski M, Głowińska I, Hryszko T. *Show Me What You Have Inside-The Complex Interplay between SIBO and Multiple Medical Conditions-A Systematic Review.* Nutrients. 2022 Dec 24;15(1):90.

– Efremova I, Maslennikov R, Poluektova E, Vasilieva E, Zharikov Y, Suslov A, Letyagina Y, Kozlov E, Levshina A, Ivashkin V. *Epidemiología del sobrecrecimiento bacteriano del intestino delgado.* Mundo J Gastroenterol. 14 de junio de 2023; 29(22):3400-3421.

– Bushyhead D, Quigley EMM. *Small Intestinal Bacterial Overgrowth-Pathophysiology and Its Implications for Definition and Management.* Gastroenterology. 2022 Sep;163(3):593-607.

– Skrzydło-Radomańska B, Cukrowska B. *How to Recognize and Treat Small Intestinal Bacterial Overgrowth?* J Clin Med. 2022 Oct 12;11(20):6017.

– Ivashkin V.T., Maev I.V., Abdulganieva D.I., Alekseeva O.P., Alekseenko S.A., Zolnikova O.Yu., Korochanskaya N.V., Medvedev O.S., Poluektova E.A., Simanenkov V.I., Trukhmanov A.S., Khlynov I.B., Tsukanov V.V., Shifrin O.S., Ivashkin K.V., Lapina T.L., Maslennikov R.V., Fadeeva M.V., Ulyanin A.I. *Practical Recommendation of the Scientific Community for Human Microbiome Research (CHMR) and the Russian Gastroenterological Association (RGA) on Small Intestinal Bacterial Overgrowth in Adults.* Russian Journal of Gastroenterology, Hepatology, Coloproctology. 2022;32(3):68-85.

– Chen B, Kim JJ, Zhang Y, Du L, Dai N. *Prevalence and predictors of small intestinal bacterial overgrowth in irritable bowel syndrome: a systematic review and meta-analysis.* J Gastroenterol. 2018 Jul;53(7):807-818.

– Yu X, Li Y, Xiang F, Feng J. *Correlation between small intestinal bacterial overgrowth and irritable bowel syndrome and the prognosis of treatment.* Ann Palliat Med. 2021 Mar;10(3):3364-3370.

– Leite G, Morales W, Weitsman S, Celly S, Parodi G, Mathur R, Barlow GM, Sedighi R, Millan MJV, Rezaie A, Pimentel M. *The duodenal microbiome is altered in small intestinal bacterial overgrowth.* PLoS One. 2020 Jul 9;15(7):e0234906.

– Saffouri GB, Shields-Cutler RR, Chen J, Yang Y, Lokatz HR, Hale VL, Cho JM, Battaglioli EJ, Bhattarai Y, Thompson KJ, Kalari KK, Behera G, Berry JC, Peters SA, Patel R, Schuetz AN, Faith JJ, Camilleri M, Sonnenburg JL, Farrugia G, Swann JR, Grover M, Knights D, Kashyap PC. *Small intestinal microbial dysbiosis underlies symptoms associated with functional gastrointestinal disorders.* Nat Commun. 2019 May 1;10(1):2012.

– Vojdani A, Vojdani E. *Reaction of antibodies to Campylobacter jejuni and cytolethal distending toxin B with tissues and food antigens.* World J Gastroenterol. 2019 Mar 7;25(9):1050-1066.

– Fasano A. *All disease begins in the (leaky) gut: role of zonulin-mediated gut permeability in the pathogenesis of some chronic inflammatory diseases.* F1000Res. 2020 Jan 31;9:F1000 Faculty Rev-69.

– Montiel-Castro AJ, González-Cervantes RM, Bravo-Ruiseco G, Pacheco-López G. *The microbiota-gut-brain axis: neurobehavioral correlates, health and sociality.* Front Integr Neurosci. 2013 Oct 7;7:70.

– Clemente JC, Ursell LK, Parfrey LW, Knight R. *The impact of the gut microbiota on human health: an integrative view.* Cell. 2012 Mar 16;148(6):1258-70.

– Yago MR, Frymoyer A, Benet LZ, Smelick GS, Frassetto LA, Ding X, Dean B, Salphati L, Budha N, Jin JY, Dresser MJ, Ware JA. *The use of betaine HCl to enhance dasatinib absorption in healthy volunteers with rabeprazole-induced hypochlorhydria.* AAPS J. 2014 Nov;16(6):1358-65.

– Cryan JF, O'Riordan KJ, Cowan CSM, Sandhu KV, Bastiaanssen TFS, Boehme M, Codagnone MG, Cussotto S, Fulling C, Golubeva AV, Guzzetta KE, Jaggar M, Long-Smith CM, Lyte JM, Martin JA, Molinero-Perez A, Moloney G, Morelli E, Morillas E, O'Connor R, Cruz-Pereira JS, Peterson VL, Rea K, Ritz NL, Sherwin E, Spichak S, Teichman EM, van de Wouw M, Ventura-Silva AP, Wallace-Fitzsimons SE, Hyland N, Clarke G, Dinan TG. *The Microbiota-Gut-Brain Axis.* Physiol Rev. 2019 Oct 1;99(4):1877-2013.

– Peters A, McEwen BS, Friston K. *Uncertainty and stress: Why it causes diseases and how it is mastered by the brain.* Prog Neurobiol. 2017 Sep;156:164-188.

– Maslowski KM, Mackay CR. *Diet, gut microbiota and immune responses.* Nat Immunol 2011;12(1):5-9.

– Dinan TG, Cryan JF. *Melancholic microbes: a link between gut microbiota and depression?* Neurogastroenterology & Motility 2013;25(9):713-719.

– Mayer EA. *The brain-gut-microbiome axis.* Cellular and molecular gastroenterology and hepatology 2018;6(2):133-148.

– Breit S, Kupferberg A, Rogler G, Hasler G. *Vagus nerve as modulator of the brain–gut axis in psychiatric and inflammatory disorders.* Frontiers in psychiatry 2018; 9:44.

– Reigstad CS, Salmonson CE, III JFR, Szurszewski JH, Linden DR, Sonnenburg JL, et al. *Gut microbes promote colonic serotonin production through an effect of short-chain fatty acids on enterochromaffin cells.* The FASEB Journal 2015;29(4):1395-1403.

– González-Arancibia C, Urrutia-Piñones J, Illanes-González J, Martinez-Pinto J, Sotomayor-Zárate R, Julio-Pieper M, et al. *Do your gut microbes affect your brain dopamine?* Psychopharmacology (Berl) 2019;236(5):1611-1622.

– Calder PC. *Nutrition, immunity and COVID-19.* BMJ Nutr Prev Health 2020 May 20;3(1):74-92.

– 29. Monda V, Villano I, Messina A, Valenzano A, Esposito T, Moscatelli F, et al. *Exercise modifies the gut microbiota with positive health effects.* Oxidative medicine and cellular longevity 2017;2017.

Referencias Capítulo 4

– https://www.academia.edu/6930060/Biopel%C3%ADculas_multi_especie_asociarse_para_sobrevivir?email_work_card=title

– https://www.scielo.cl/scielo.php?script=sci_arttext&pid=S0718-48162007000100011

– https://pubmed.ncbi.nlm.nih.gov/23808336/

– Beatty JK et al. Giardia duodenalis induces pathogenic dysbiosis of human intestinal microbiota biofilms. Int J Parasitol. 2017 May;47(6):311-326. doi: 10.1016/j.ijpara.2016.11.010

– Nobile CJ, Johnson AD. Candida albicans Biofilms and Human Disease. Annu Rev Microbiol. 2015;69:71-92. doi: 10.1146/annurev-micro-091014-104330

– Ytgat et al., 2019). https://pubmed.ncbi.nlm.nih.gov/30219265/

– https://pubmed.ncbi.nlm.nih.gov/25489084/ https://www.frontiersin.org/articles/10.3389/fmicb.2023.1151552/full#fig1 https://pubmed.ncbi.nlm.nih.gov/28237889/ https://pubmed.ncbi.nlm.nih.gov/26488273/ https://www.hypertextbookshop.com/biofilmbook/v004/r003/contents/chapters/chapter011/section024/blue/page002.html

– Van Wolferen M, Orell A, Albers SV. Archaeal biofilm formation. Nat Rev Microbiol. 2018 Nov;16(11):699-713. doi: 10.1038/s41579-018-0058-4

– Nuevas estrategias antimicrobianas: antagonistas del quorum sensing. Carlos Ribas Villaverde. Facultad de Farmacia. UCM. Trabajo Fin de Grado 21/06/2017

– https://aquafind.com/articles/Quorum_sensing.pHp

– Swidsinski et al., 2005; Martínez-Medina et al., 2009; Prudente et al., 2021.

Recursos web y datos de interés

– **Aplicación móvil dieta baja en FODMAP** realizada por la universidad de Monash: Low FODMAP Diet App | Monash FODMAP - Monash Fodmap. https://www.monashfodmap.com/ibs-central/i-have-ibs/get-the-app/

– **Test de sensibilidad de contraste visual:** VCSTest.com - Visual Contrast Sensitivity Testing - VCS Testing - Free Limited Results. https://www.vcstest.com/

– **Entrenamiento autógeno de Luis de Rivera (libro):** Entrenamiento Autogeno: Psicoterapia Autogena Nivel 1. Manual Oficial : de Rivera, Prof Luis: Amazon.es: Libros. https://www.amazon.es/Entrenamiento-Autogeno-Psicoterapia-Autogena-Oficial/dp/151170098X

– **Múltiples herramientas e información sobre el SIBO:** https://www.siboinfo.com/

– **Páginas web de las autoras:**

- **Teresa Lajo:** www.teresalajo.com

  Instagram: @nuosalud

- **María del Campo Medina:** www.laintegrapeuta.com

  Instagram: @laintegrapeuta